Emoties in de zorg

'Spinoza lijkt gelijk te hebben als hij zegt dat het verkrijgen van inzicht in je eigen pijn een van de meest opbeurende activiteiten ter wereld kan zijn.'
Martha Nussbaum in: *Oplevingen van het denken. Over de menselijke emoties.*

Emoties in de zorg

Theo Royers

Bohn Stafleu van Loghum
Houten 2005

© 2005 Bohn Stafleu van Loghum, Houten
Alle rechten voorbehouden. Niets uit deze uitgave mag worden verveelvoudigd, opgeslagen in een geautomatiseerd gegevensbestand, of openbaar gemaakt, in enige vorm of op enige wijze, hetzij elektronisch, mechanisch, door fotokopieën, opnamen, of enig andere manier, zonder voorafgaande schriftelijke toestemming van de uitgever.

Voor zover het maken van kopieën uit deze uitgave is toegestaan op grond van artikel 16b Auteurswet 1912 j° het Besluit van 20 juni 1974, Stb. 351, zoals gewijzigd bij Besluit van 23 augustus 1985, Stb. 471 en artikel 17 Auteurswet 1912, dient men de daarvoor wettelijk verschuldigde vergoedingen te voldoen aan de Stichting Reprorecht (Postbus 3060, 2130 KB Hoofddorp). Voor het overnemen van (een) gedeelte(n) uit deze uitgave in bloemlezingen, readers en andere compilatiewerken (artikel 16 Auteurswet 1912) dient men zich tot de uitgever te wenden.

ISBN 90 313 4634 9
NUR 777

Ontwerp omslag en binnenwerk: PH&D, Huizen

De eerste zes artikelen in deze bundel zijn eerder verschenen in het tijdschrift *Denkbeeld*.

Bohn Stafleu van Loghum	Distributeur in België:
3994 AK Houten	Standaard Uitgeverij
Postbus 246	Belgiëlei 147a
3990 GA Houten	2018 Antwerpen
www.bsl.nl	www.standaarduitgeverij.be

Voorwoord		7
1	**Woede**	**10**
	1.1 Emoties en het lichaam	11
	1.2 Met emoties omgaan	12
	1.3 Van lichte ergernis tot razernij	12
	1.4 Klaar voor de aanval	13
	1.5 Bronnen van woede	14
	1.6 Boosheid reguleren	15
2	**Vreugde**	**18**
	2.1 Een licht gevoel	18
	2.2 Vreugde als valkuil	19
	2.3 Vrolijk en behaaglijk	20
	2.4 Reactie op gebeurtenissen	21
	2.5 Lachen is gezond	22
	2.6 Echt en gemaakt	22
3	**Verdriet**	**24**
	3.1 Verbindende emotie	25
	3.2 Golfbewegingen	26
	3.3 Lach en een traan	26
	3.4 Verdriet voelen en waarnemen	27
	3.5 Troosten	28
	3.6 De enige weg	28
4	**Walging**	**30**
	4.1 Poortwachter	31
	4.2 Magisch denken	32
	4.3 Ondergronds bestaan	33
	4.4 Met walging omgaan	34
5	**Angst**	**36**
	5.1 Schuilen of vluchten	36
	5.2 Op scherp staan	38
	5.3 Te kort schieten	39
	5.4 Omgaan met onrust	40

6	Schaamte	42
	6.1 Schuld en schaamte	43
	6.2 Onthullend	44
	6.3 Schaamte en boosheid	45
	6.4 Verstikkende gevoelens	46
	6.5 Met schaamte omgaan	46
7	Omgaan met emoties	48
	7.1 Emotioneel uitgeput	48
	7.2 Inleven is niet voldoende	49
	7.3 Plezier en vertrouwen	51
	7.4 Emoties tonen	51
	7.5 Emoties waarnemen	53
	7.5.1 Emoties concreet maken	53
	7.5.2 Sterke en zwakke emoties	54
	7.5.3 Achtergrondemoties	54
	7.6 Een goed emotioneel klimaat	55
	7.7 De rol van leidinggevenden	56

Literatuur   60

Nawoord   64

Over de auteur   66

Enkele jaren geleden onderzocht ik op vier afdelingen van een verpleeghuis hoe medewerkers hun werk beleefden. Hun verhalen maakten grote indruk op mij. Het viel me daarbij op dat veel van hun uitspraken te maken hadden met emoties: emoties van collega's, emoties van henzelf, emoties van bewoners en emoties van familieleden. Ik ben toen op zoek gegaan naar literatuur om hierover meer te weten te komen. Daarbij bleek dat er wel de nodige informatie was over emoties en zorgverlening, maar dat die verspreid was over vele publicaties in binnen- en buitenland. Een handzaam en toegankelijk werkje over dit onderwerp ontbrak.
Ik heb toen de redactie van *Denkbeeld* gevraagd om hierover een serie artikelen te mogen schrijven. In 2004 en 2005 zijn die in een reeks van zes verschenen.
Die artikelen zijn nu gebundeld in dit boekje. De eerste vijf beschrijven de basisemoties: woede, vreugde, verdriet, walging en angst. Als zesde heb ik schaamte toegevoegd, een emotie die in het sociale verkeer heel belangrijk is, maar vaak wordt onderschat. Speciaal voor dit boekje heb ik nog een afsluitend hoofdstuk geschreven.

Ik heb de basisemoties als leidraad genomen, maar ik ben me er diep van bewust dat ik daarmee de werkelijkheid geweld aandoe. Het is namelijk op papier mogelijk deze emoties te onderscheiden, maar wat in een boekje wel kan, lukt ons in het dagelijks leven minder gemakkelijk. In onze beleving van alledag lopen al die emoties door elkaar. Neem jaloezie, hoop, genot of eerbied. Dat zijn allemaal combinaties van verschillende soorten emoties. En de beleving van die emoties is ook nog eens van zeer persoonlijke aard. Om niet te veel in details te verzanden, heb ik me daarom beperkt tot de basisemoties, waarover de meeste deskundigen het eens zijn dat ze bij alle mensen op aarde voorkomen.

Emoties hebben altijd te maken met ons eigen gevoel van welzijn en welbevinden of met dat van anderen. Dat lijkt simpel en het zou ook simpel zijn als we in Luilekkerland zouden wonen en ons geen zorgen hoefden te maken over ons bestaan. Maar dat is niet het geval en dus moeten we elke dag op ons eigen welzijn passen en ervoor zorgen dat dit een beetje aansluit op dat van anderen. Dat maakt het lastig voor iedereen en voor zorgverleners dubbel lastig, omdat zij er vaak maar naar moeten raden wat een ander als zijn welzijn of welbevinden beschouwt.
We moeten in ons werk natuurlijk altijd ons gezonde verstand gebruiken, maar zonder gevoel kunnen we niet voor anderen zorgen. Daarom gaat dit boekje over emoties die zorgverleners in hun werk kunnen ervaren. Het verschaft inzicht in een aantal emoties, maar biedt ook stof tot bezinning. Er zijn veel voorbeelden uit de praktijk gebruikt, maar niet elk voorbeeld hoeft te slaan op uw eigen praktijk,

op uw eigen leven of op uw eigen werksituatie. Het is daarom raadzaam bij elk voorbeeld of elke praktijksituatie de vraag te stellen: welke situatie uit mijn eigen leven zou hierbij goed passen en wat zegt dit over mijzelf?

Dit boekje heb ik geschreven in nauwe samenspraak met mijn vrouw, die in 1977 haar speld als ziekenverzorgende kreeg en sindsdien op veel plekken heeft gewerkt. Zonder haar inbreng had ik dit niet kunnen schrijven en aan haar draag ik dit boekje dan ook met liefde op.

Theo Royers

Woede

'Als ik langer was gebleven, had ik haar geslagen'

Je verrast en ontroerd voelen als een bewoner je ineens bij de naam noemt. Balen tijdens een avonddienst met twee onbekende uitzendkrachten en een ongeïnteresseerde collega. Een warm gevoel krijgen als je vertederende momenten met bewoners beleeft. Huilen omdat er iemand overlijdt met wie je een speciale band had opgebouwd. Af en toe 'wurgneigingen' krijgen als je vier dagen achtereen hebt gewerkt met een aantal gillende en claimende bewoners. Zorgverlenen brengt veel en intense emoties met zich mee. Wat zijn emoties eigenlijk en hoe ga je er als hulpverlener professioneel mee om?

Een emotie is een kortstondige beleving die ontstaat als er iets gebeurt of te gebeuren staat dat ons welzijn in belangrijke mate gunstig of ongunstig beïnvloedt. Emoties bereiden ons voor op snel handelen bij wezenlijke gebeurtenissen in ons leven. Een emotie brengt het gemoed in beweging en stuurt daarmee onze beslissingen. Letterlijk betekent emotie het naar buiten brengen van onze gevoelstoestand. De werking van emoties is groter als mensen zich in een situatie bevinden die zij niet goed kennen of waarin weinig regels zijn. Emoties kunnen mensen slagvaardiger maken in ingewikkelde en onzekere situaties, maar de keerzijde is dat mensen er in persoonlijk getinte omstandigheden besluitelozer door kunnen worden.

Over slagvaardig handelen vertelt verzorgende Femke: 'Toen mevrouw Bos dreigde te vallen, kreeg ik een schrikreactie. Het leek wel alsof ik een pistoolschot hoorde en ik schoot als een hardloper uit de startblokken en kon haar nog net opvangen.' Haar collega Liesbeth heeft een ervaring met de keerzijde: 'Ik wilde mevrouw Roes gaan wassen. Ze kijkt naar me, spitst plotseling haar lippen en spuugt in mijn gezicht. Ik voelde me even in elkaar krimpen en verstarren. Daarna ben ik huilend weggelopen en heb een collega gevraagd om haar over te nemen.'

Sommige emoties zijn aangeboren, andere aangeleerd. Alle mensen kennen vijf primaire emoties: woede, angst, verdriet, vreugde en walging. Deze zijn aangeboren en universeel en hangen niet af van de persoonlijke geschiedenis en van de sociale en culturele omstandigheden. Daarnaast beschikken mensen over tientallen aangeleerde emoties die van de primaire zijn afgeleid, zoals schaamte of bezorgdheid; deze zijn wel afhankelijk van de persoonlijke geschiedenis en van de cultuur. Zo kan de ene medewerker behoedzaam reageren als een cliënt hem of haar om de hals vliegt en een dikke klapzoen geeft, terwijl een tweede hierop met verwondering, een derde onverschillig en een vierde met enthousiaste blijdschap reageert. Dat komt doordat elk individu in de loop van zijn leven allerlei gebeurtenissen heeft meegemaakt die op zeer persoonlijke wijze zijn emotionele beleving hebben gekleurd.

1.1 Emoties en het lichaam

Elke emotie roept een uniek patroon van sensaties op in ons lichaam. Dit zijn waarschuwingssignalen die allerlei fysiologische reacties op gang brengen. Veranderingen in het lichaam doen zich onder andere voor bij hartslag, bloeddruk, ademhaling en transpiratie. Emoties roepen ook motorische reacties op, zoals spierspanning in de ledematen en de aangezichtspieren. We voelen emoties niet alleen inwendig; het lichaam zendt ook allerlei signalen (expressies) uit, waardoor anderen onze emotionele toestand kunnen waarnemen.

Emoties worden op allerlei manieren tot uitdrukking gebracht. Ten eerste *verbaal*, door woorden te vinden die de emotie vertegenwoordigen ('Ik voel me zo gelukkig'). In de tweede plaats *vocaal*: onze emotie klinkt door in ons stemgeluid, we kunnen fluisteren en schreeuwen, onze stem kan trillen, tieren, breken of fluweelzacht en melodieus zijn. Ten derde brengen we emoties naar buiten met *gezichts- en lichaamsuitdrukkingen* (gezicht met de handen bedekken, op de lip bijten). Verder zijn emoties voor anderen zichtbaar door *huidverkleuringen*: bij schrik kun je 'wit wegtrekken', bij schaamte blozen en bij woede 'rood aanlopen'. En als laatste zijn er de zogenaamde *paralinguïstische aanwijzingen*, dat zijn signalen die we geven tijdens het praten zonder onze emoties direct onder woorden te brengen, bijvoorbeeld door te stotteren, onsamenhangend of snel te praten of lacherig te doen. Tot de paralinguïstische aanwijzingen behoren ook verbale uitdrukkingen die zijn bedoeld om emoties juist te verbergen. Bijvoorbeeld het verzachten van onze woorden ('Ik ben een beetje moe' in plaats van 'Ik voel me heel verdrietig'), indirect taalgebruik ('Wat is het hier een zooitje' in plaats van 'Janneke, wat heb je er een zooitje van gemaakt'), ontheeht woordgebruik ('Niemand vindt het leuk om afgekat te worden' in plaats van 'Je kat me af en dat vind ik niet prettig') of het veelvuldig opvullen van zinnen en woorden met uitdrukkingen als 'Weet je wel', 'Zeg maar' of 'Sorry hoor'. Emoties hebben een min of meer vast begin en einde. In het begin is de emotie het hevigst – de zogenoemde *refractaire toestand* die haast alle aandacht opeist en ons handelen stuurt. Tijdens deze toestand, die meestal slechts enkele seconden duurt, kunnen we niet of nauwelijks informatie opnemen en is ons denkvermogen grotendeels uitgeschakeld. Daarna ebt de emotie langzaam weg, meestal binnen enkele seconden of minuten. Een dergelijke beleving kan echter ook langer duren: uren bijvoorbeeld of dagen; in dat geval gaat het niet meer alleen om emoties, maar ook om gevoelens of stemmingen. Een emotie ontstaat doorgaans na een voorval, met stemmingen en gevoelens is dat veel minder het geval.

1.2 Met emoties omgaan

Er zijn vier manieren waarop mensen met hun emoties omgaan. De eerste is *emoties uitleven*, getypeerd door uitdrukkingen als 'ontploffen', 'op slot schieten' of 'door het lint gaan'. De tweede manier is *reguleren en beleven*. Sommigen doen dat door eerst tot tien te tellen. Verpleegkundige Claartje zegt hierover: 'Het lukt me vaak wel om mijn emoties "op te schuiven", dan vlieg ik er niet meteen bovenop, maar probeer eerst te overzien of mijn emotie terecht is of dat het alleen maar mijn beleving is.' Een derde methode om emoties te hanteren is *onderdrukken*. Hierover vertelt verzorgende Jacomine het volgende: 'Als ik verdrietig ben, laat ik dit niet snel merken. Ik houd mij dan op de achtergrond en zeg weinig.' Wanneer iemand zijn emoties probeert te onderdrukken, is dat meestal wel te zien door zogenoemde micro-expressies, zeer snelle gezichtsbewegingen die minder dan een vijfde van een seconde duren; daarmee geven we een emotie die we proberen te verbergen toch prijs. Een vierde manier is *emoties blokkeren*. Hierbij tonen we op geen enkele manier wat we voelen; we spreken dan van 'jezelf afsluiten' of 'een muur om je heen hebben'. Deskundigen omschrijven deze manier (in het Engels: *stonewalling*) als een emotionele terugtrekking uit de interactie om maar niet te hoeven reageren op de emoties van een ander. Dit gebeurt vooral als we ons onmachtig, onwillig of overmand voelen; we kiezen er dan voor om ieder teken van emotie uit het gezicht, de stem of lichaamshouding weg te laten. Op fysiologisch niveau (spieren, transpiratie, hartslag) kunnen we bij 'stonewalling' onze emoties trouwens wel heel heftig ervaren!

1.3 Van lichte ergernis tot razernij

'Wat doe je alles toch weer langzaam. Dat kan toch veel sneller?' klaagt mevrouw Hals verongelijkt. Ze rukt me het washandje uit mijn handen.

Langzaam voel ik mijn bloeddruk omhooggaan. Het is nog maar een kwestie van minuten voor ik ontplof. Dit citaat uit het boekje *Geen tijd om aardig te zijn. Achter de schermen van een verpleeghuis* vormt een mooie illustratie van opkomende woede, de eerste van de primaire emoties die we in deze serie zullen behandelen. We worden vooral boos als iemand onze bedoelingen dwarsboomt of ons op andere wijze dwarszit (door een belediging, miskenning of een onrechtvaardige behandeling). Woede kan uiteenlopen van lichte ergernis tot razernij en er zijn allerlei manieren om deze emotie te uiten. We kunnen verontwaardigd, pissig en geïrriteerd zijn en mokken en wrokken. We kunnen ingehouden woede tonen, maar de stoppen kunnen ook doorslaan.

Woede geldt als een negatieve emotie, maar dat is op zijn minst voor een deel een misverstand. Als een collega een rommeltje heeft gemaakt van de medicijnkar, is er alle reden kwaad te zijn. En zo zijn er veel meer gebeurtenissen die een terecht gevoel van boosheid kunnen oproepen. Activiteitenbegeleidster Femke vertelt: 'Ik kan heel narrig worden als iemand zijn afspraken niet nakomt. Dan loop ik rood aan van boosheid en gaat mijn stem trillen.' Met een dergelijke boosheid is niks mis: als de lucht daardoor opklaart en de onderlinge samenwerking verbetert, is dit alleen maar positief. Boos worden kan erg nuttig zijn, het heeft zijn waarde als waarschuwingssysteem. Woede krijgt pas negatieve effecten als we deze emotie inzetten om conflicten tussen onszelf en een collega (of een bewoner) te vergroten of te verscherpen. Een van de gevaarlijkste kanten van woede is dat deze emotie eenzelfde gevoel bij anderen kan oproepen, waardoor de mogelijkheid van escalatie op de loer ligt.

1.4 Klaar voor de aanval

Als we boos worden, gaat ons hart vlugger kloppen en pompt dit het bloed sneller rond, vooral naar de handen die warmer worden en voorbereid zijn om te slaan of op een andere wijze de strijd aan te binden. Bij boosheid neemt ook de spierspanning toe en krijgt men een impuls om de emotie-uitlokkende situatie te naderen. 'Ik ben bij haar weggelopen. Als ik langer was gebleven, had ik haar geslagen,' zegt verpleegkundige Sacha over een bewoonster. En een ziekenverzorger vertelde me in een interview: 'Gisteren is er een "lopertje" binnengekomen. Die bleef de hele tijd achter me aan lopen, claimend. En ze slaat nog ook. Als je vier dagen achter elkaar hebt gewerkt en je hebt een aantal gillende en claimende bewoners, dan heb je af en toe wurgneigingen, hoor.' Let bij het laatste citaat ook eens op de overgang in het taalgebruik: in de eerste zin verwijst de ziekenverzorger nog naar zichzelf ('me'), maar in de tweede zegt hij 'je' en niet 'ik'. In emotieonderzoek heet dat 'onthecht taalgebruik'.

Sommige mensen zijn licht ontvlambaar en kennen een plotselinge, zeer snelopkomende woede, waarbij ook de transpiratie toeneemt en de ademhaling vlug heftiger wordt. Als we gehoor geven aan onze woede, fronsen we de wenkbrauwen en sperren de ogen open; de mond gaat eveneens een stukje open (we laten onze tánden zien), de kaak steekt vooruit en ook ons bovenlichaam neigt naar voren, klaar voor de aanval. Maar als we onze woede niet onder woorden brengen, krijgen we de neiging de kaken stevig op elkaar te klemmen, de lippen op elkaar te persen, been- en armspieren te spannen en de kin naar voren te steken. Als we vaak onze woede inslikken en onze kaken op elkaar klemmen, kunnen onze kiezen hierdoor zelfs slijtage gaan vertonen. Tandartsen kunnen veel vertellen over patiënten die tandenknarsend door het leven gaan.

1.5 Bronnen van woede

Het komt regelmatig voor dat medewerkers op een afdeling elkaar in de weg zitten. Dat kan verschillende oorzaken hebben. Zo kunnen zij een verschillende zienswijze hebben op de zorg. Verzorgende Gemma hierover: 'Gisteren stonden er drie dames aan het aanrecht om het servies af te wassen. Ik vond dat heel leuk, maar mijn collega joeg ze het keukentje uit.'
Ook kan ergernis en irritatie ontstaan door slordigheid: 'Kledingstukken liggen in de verkeerde kast. De bloeddrukmeter ligt niet meer op zijn plek.'
Ook het verschil in werktempo kan tot conflicten leiden: 'Ik vind het niet erg om hard te werken, maar getreuzel werkt bij mij als een rode lap op een stier. Ik moet al voor twee werken omdat die snotaap zo langzaam is en nu saboteert ze ook nog mijn werkindeling.'

Ook tussen medewerkers en bewoners kan het flink botsen. Soms ligt hier gewoon antipathie aan ten grondslag: niet iedereen ligt je nu eenmaal. Of zoals verpleegkundige Marcus zegt: 'Ik heb geliefde bewoners op de afdeling, dat zal iedereen wel hebben. Maar er is ook iemand, die mag ik echt niet en die probeer ik ook altijd te ontwijken.' Claimend of onrustig gedrag of tegenwerking tijdens de verzorging kan eveneens boosheid oproepen. Vaak begint een dergelijke botsing met een irritatie die spiraalsgewijs oploopt tot het tot een uitbarsting komt: 'In een reflex geef ik mevrouw Verhoeven een klap midden in haar gezicht. "loeder!" snauw ik haar toe. "Ik hoef me niet alles te laten welgevallen. Ik ben geen dienstmeid!"' Seksuele of geestelijke intimidatie speelt in dergelijke gevallen vaak een rol: 'Ik draai meneer Van Dijk om en voel hoe zijn vette hand "per ongeluk" mijn borst aanraakt. De flinke mep die hij van mij krijgt, heeft hij daar wel voor over.'

1.6 Boosheid reguleren

Er bestaan in de zorg vele redenen om boos te worden. Moeten we onze woede dan uitleven, onderdrukken of blokkeren? Of kunnen we die boosheid ook reguleren? Als we onze woede uitleven is de kans op escalatie erg groot. Dat veroorzaakt verwijdering en daar is niemand bij gebaat. Onderdrukken of blokkeren van boosheid levert ook geen bijdrage aan een open omgang met elkaar. Bovendien kan dit negatieve gevolgen hebben voor de gezondheid in de vorm van hoge bloeddruk, hoofdpijn en spierspanningen.

Reguleren van je woede is dan ook eigenlijk de enige optie. Na een ruzie kan weer intimiteit ontstaan, het klaart de lucht, zeggen we wel eens. Belangrijk is dan dat we de emotionele sensaties die ermee gepaard gaan bewust ervaren en goed nagaan waar de emotie vandaan komt. Wat maakt me nou echt zo kwaad? Op wie of waarop is mijn woede nu werkelijk gericht? Kan ik mijn boosheid uiten zonder anderen onnodige verwijten te maken?

☐

Emotiewerk

Volgens de Amerikaanse sociologe Arlie Hochschild verrichten verzorgenden en verpleegkundigen – net zoals stewardessen, politieagenten, brandweerlieden en maatschappelijk werkers – emotiewerk. Hierbij vertonen zij gedrag waarmee ze cliënten met behulp van emotionele interventies op hun gemak proberen te stellen. Hochschild onderscheidt in emotiewerk drie componenten:
- veel directe contacten met cliënten;
- empathie en het vermogen een ander emotioneel te beroeren;
- voorschriften, regels en verwachtingen hoe werknemers zich emotioneel behoren te gedragen en training en supervisie in het omgaan met emoties.

Emotiewerk vereist dat emoties in een bepaalde situatie op een bepaalde wijze worden geuit. Dit conform de eisen of de verwachtingen van anderen, zoals cliënten, leidinggevenden of collega's. Deze tentoongespreide emoties kunnen afwijken van de beleefde emoties, dat wil zeggen van de werkelijke emoties die men ervaart.

H.1

In elk geval is het altijd beter woede en boosheid te erkennen dan te betwisten. Bovendien is het belangrijk een onderscheid te maken tussen de persoon die woede bij ons opwekt en zijn gedrag. Als we ruzie hebben, krijgen we de neiging om iets te zeggen als: 'Je neus staat me niet aan,' terwijl we meestal bedoelen: 'Je manier van doen staat me niet aan.' En het is ook niet verkeerd om met enige humor de zaken wat te relativeren, want heel vaak blijken we op het moment zelf erg zwaar aan gebeurtenissen te tillen waarover we achteraf in de lach kunnen schieten.

Vreugde

'Ik liep gewoon te juichen'

Meneer Zevenhuizen zit altijd knap in het pak. Zijn appartement is ingericht met antieke meubelen die uit zijn vorige huis afkomstig zijn. Aan een van de wanden hangen keramische borden met afbeeldingen uit de negentiende-eeuwse verhalen van Charles Dickens. 'In die tijd had ik moeten leven,' verzucht hij wel eens en als Maria uit Rhodos dienst heeft, spreekt hij met haar het Grieks dat hij 65 jaar geleden op het gymnasium leerde. In zijn zorgplan staat dat hij graag naar klassieke muziek luistert. Met carnaval vraagt Anja, de activiteitenbegeleidster, of hij bij het feest in de huiskamer wil zijn. 'Dat is goed,' zegt meneer Zevenhuizen, 'om jou een plezier te doen.' Als na enkele schlagers 'Er staat een paard in de gang' klinkt, pakt meneer Zevenhuizen plotseling een pruik van de tafel naast hem, zet deze schuin op zijn hoofd en 'lalalaat' hardop met de muziek mee. Even kijken de medewerkers verbaasd, maar dan schiet Anja in de lach; de anderen volgen.

'Dat was zo'n leuke gebeurtenis, omdat ik het totaal niet had verwacht. Ik moest lachen, omdat hij het zo spontaan deed; dat was een verrassing voor me,' zegt verpleegkundige Rob achteraf. In de lach schieten, spontaniteit en verbazing zijn uitingsvormen van vreugde, een plezierige emotie. Er zijn emoties die we niet graag voelen, maar lachen vinden we fijn.

2.1 Een licht gevoel

Mevrouw Van Loen kijkt angstig wanneer Femke, een verzorgende, haar 's ochtends wil helpen met wassen en aankleden. 'Oh zuster, ik ben zo bang,' zegt zij. Femke kijkt meelevend en antwoordt: 'Ach lieverd, heb je het zo zwaar?' Ze legt de
palm van haar hand op de wang van mevrouw, die een diepe zucht slaakt en vervolgens breed glimlacht. 'Ik ben nu in de buurt, schat van me, dan sta je er niet zo alleen voor,' zegt Femke en ze geeft mevrouw een zoen op het voorhoofd. Beiden lachen nu. Naderhand vertelt Femke dat ze bij deze gebeurtenis een gevoel van tederheid had ervaren.

De hoogleraar emotieleer Nico Frijda stelt dat vreugde ontstaat als er een 'uitdrukkelijke openheid voor relationele activiteit' aanwezig is. Deze openheid slaat zowel op het vergaren van indrukken (open waarneming) als op het intermenselijke contact in de vorm van aanraken, aaien, omhelzen, elkaar op de schouder slaan en dergelijke. Bij vreugde voelen mensen zich lichter. 'Als ik me vrolijk voel, voel ik me ook tevreden en voldaan,' zegt ergotherapeut Ton. Dat tevredenheid en plezier een licht gevoel geven, heeft te maken met de afwezigheid van spanning en waakzaamheid. Daardoor ervaart men een gevoel van vrijheid en bevrijding.

Bij vreugde is het lichaam letterlijk en figuurlijk open: de mond staat open, de ademhaling is vrij en diep, de oogleden staan wat verder van elkaar en de ogen stralen meer, ze fonkelen. Dat zien we zowel bij toeschouwers van een voetbalwedstrijd wanneer hun club een doelpunt scoort als bij zorgverleners die een open contact hebben met een cliënt. Dat heeft alles te maken met een gevoel van verbondenheid en herkenning. Meestal maken de armen dan ook een uitreikend gebaar, de handpalmen zijn naar buiten gericht of naar de ander. Hiermee drukken we onbewust uit dat we in gelijke mate geven en nemen, dat we genoeg hebben aan onszelf en niet de behoefte hebben de ander het gedrag af te dwingen dat we zelf wensen. De hartslag neemt bij ingetogen plezier (genegenheid) een beetje af en bij uitbundiger vormen van plezier (lachen) juist toe. De gladde spieren in de wanden van de slagaders ontspannen zich waardoor de bloedvaten zich verwijden, de huid roder kleurt en men een tintelend gevoel kan ervaren. Door vaatverwijding in de huid ontstaat soms ook een blos op de wangen. De skeletspieren vertonen minder spanning en dat geeft een gevoel van lichtheid en beweeglijkheid van het lichaam.

2.2 Vreugde als valkuil

Emoties en contact horen bij elkaar als eb en vloed bij de zee of als kop en munt bij een geldstuk. Contact in een relatie roept emoties op en de uitdrukking van emoties vormt een groot bestanddeel van het contact tussen mensen. Sommige emoties, zoals angst en walging, zijn niet prettig om te ervaren en we neigen ertoe ze als negatieve emoties te bestempelen. Andere emoties, zoals ontroering, verlangen en blijdschap, ervaren we als een doorleving van ons gevoelsleven en duiden we vaak aan als positief.

Termen als positief en negatief drukken naast een beleving echter ook een oordeel en een norm uit. Zo vertelde een verzorgende dat haar leidinggevende vond dat ze anders moest gaan denken over haar emoties: haar meeleven met een zieke bewoner was op zich wel goed, maar in zijn ogen was het te veel van het goede waardoor het omsloeg in verkeerd gedrag. Deze leidinggevende vond dat meeleven tot op zekere hoogte in orde was, maar meelijden niet. Goed en fout zijn hierbij echter ontoereikende uitspraken, omdat emoties voortkomen uit de manier waarop mensen contacten en relaties beleven. Emoties en uitdrukkingen daarvan veranderen relaties: ze kunnen ze tot stand brengen, maar ook verzwakken of afbreken. Het is daarom belangrijker om te kijken welke betekenis een relatie heeft in iemands leven en welke emoties daarbij een rol spelen.

Vreugde in de zorg is voor hulpverleners naast een verbindende factor ook vaak een struikelblok. Tevredenheid bij de klant is zowel een kwaliteitsnorm van zorgorganisaties als een diep-menselijke wens van zorgverleners zelf. Het is vaak te horen in interviews met mensen in verzorgende beroepen: 'Als ik zulke leuke reacties terugkrijg van de bewoners, heb ik het fantastisch naar mijn zin,' 'Dankbaarheid krijgen is erg fijn,' 'Het is een sport om contact te krijgen. Als je een glimlach terugkrijgt, heb je het gevoel dat je het goed hebt gedaan.'

In een omgeving waarin mensen lijden aan pijn, een gebrek of verdriet is tevredenheid een nastrevenswaardig goed, maar niet altijd haalbaar en zeker niet opeisbaar. *Ilse Warner* omschrijft dit als volgt: 'Een groot deel van ons werk bestaat uit handelingen die zonder succes blijven, bijvoorbeeld dat mensen angstig blijven ondanks je geruststellende aanwezigheid. Ik denk daarbij aan iemand die de hele nacht blijft roepen, al stop je haar twintig keer onder en vertel je dat je dichtbij bent.' Wie alleen streeft naar tevredenheid en plezier en deze emoties tot norm verheft, kan struikelen over zijn goede bedoelingen. De valkuil is dan dat het najagen van vreugde meer op de voorgrond komt te staan dan de vreugde zelf.

2.3 Vrolijk en behaaglijk

'Meneer De Groot kijkt me vaderlijk en een beetje treurig aan. Hij legt zijn hand op mijn knie, als om me te troosten. We kijken elkaar aan. In een opwelling pak ik zijn hand. Het is niet hetzelfde gebaar waarmee ik zijn hand grijp wanneer ik hem naar de wastafel leid. Ik geef uiting aan wat ik op dat moment voor hem voel. En plotseling zie ik hoe geel de narcissen zijn.' Uit deze woorden van *Suzanne Buis* spreken tevredenheid en welbehagen. Vreugde kunnen we op verschillende manieren beleven. Emotiedeskundige *Paul Ekman* telde zelfs zestien uitingsvormen van vreugde, maar grofweg zijn vreugdevolle emoties te verdelen in twee groepen: de genoeglijke en de vrolijke.

Tot de eerste groep horen de emoties die Buis zonet beschreef. *Genoeglijke emoties* ervaren we vooral innerlijk en via de zintuigen. Ze ontstaan wanneer iemand wezenlijk contact ervaart en er sprake is van intimiteit en gevoelens van nabijheid. Dergelijke emoties zijn een uitdrukking van competentie, openheid en vrijheid, onafhankelijk van een gebeurtenis. We zeggen in zo'n geval ook wel dat iemand straalt, glimt of gloeit. Het lichaam is dan in een rustige toestand, op het gelaat is vaak een glimlach zichtbaar en de intonatie van de stem is rustig: 'Mevrouw Willinck is een echte lieverd. Een schat, om wie je je arm heen kunt slaan. Iemand die sokken en truien voor ons gebreid zou hebben, wanneer haar handen daar nog toe in staat waren geweest. Een vrouw die de beschouwende levenservaring bezit die oudere mensen soms uitstralen. Die maakt de omgang waardevol.'

Tot deze groep horen eveneens de prettige emoties die we beleven bij zintuiglijke ervaringen zoals aanraken en aangeraakt te worden, mooie kleuren of vormen zien, genieten van het uitzicht, prettige geuren ruiken, lekker eten en drinken of muziek horen. Smaken, geuren, aanrakingen, klanken en aanblikken kunnen genot oproepen. Ook lichte vormen van geamuseerdheid die binnenpretjes en een glimlach oproepen, alsmede vormen van tevredenheid, genoegen, tederheid, genegenheid en voldoening behoren hiertoe.

2.4 Reactie op gebeurtenissen

De *vreugdevolle emoties* uit de tweede groep worden tot uitdrukking gebracht door geluid, beweging, lichaamshouding en gezichtsuitdrukking. Deze vrolijke emoties ontstaan na spanning of inspanning. In zulke gevallen is er meer sprake van juichen, er is meer opwinding zichtbaar, de lichaamsuitdrukkingen (waaronder de stemintonatie) zijn uitbundiger en er klinken lachgeluiden of zelfs lachsalvo's. Deze emoties verwijzen wat meer naar gepassioneerde gevoelens, die vaak een reactie zijn op gebeurtenissen. Dit gebeurde bijvoorbeeld toen de deftige meneer Zevenhuizen plotseling een pruik op zijn hoofd zette en met een carnavalshit mee begon te zingen.

Hetzelfde zien we bij een gebeurtenis die Ilse Warner beschrijft: 'Een meneer vraagt Betty om een po op het moment dat ze hem welterusten wil wensen. "Nee," zegt hij meteen erop, "niet een po." Hij wordt zenuwachtig. "Rustig nu," zegt Betty, "u hebt iets nodig en dat moet ik u geven." "Ik heb niet nodig, maar... ach..." Hij probeert iets met zijn handen te beschrijven, maar dat gaat niet goed. "Ga maar weg," zegt hij. Betty wijst naar de urinaal, die naast het bed hangt: "Bedoelt u dit?" "Ja," zegt meneer, "een piemelpo." Betty schiet in de lach: "Wat een prachtwoord. Dus dát lag u te verzinnen."'

Tot deze groep horen bijvoorbeeld opluchting, verbazing en verrukking, emoties die vaak ontstaan na een spannende of inspannende bezigheid. Verpleegkundige Jeanne vertelt: 'Mevrouw De Goede was dood- en doodziek, ze had veel pijn en ik moest haar intraveneus prikken, maar ze heeft van die harde en rollende aders, waardoor ik wist dat het moeilijk zou worden om het goed te doen. Ik werd er nerveus van. Ik ontspande eerst mezelf en stelde daarna haar gerust. Het ging hartstikke goed. En toen ik de gang op liep zei ik "Yes!" tegen mezelf en slaakte ik een zucht van verlichting, ik liep gewoon te juichen.'

2.5 Lachen is gezond

Mensen die veel plezierige emoties beleven, voelen zich gelukkiger, hebben een lagere bloeddruk en worden ook ouder in goede gezondheid. Een van de redenen kan zijn dat vrolijkheid het immuunsysteem bevordert of dat stressfactoren minder kans krijgen om het aan te tasten. Plezierige emoties zorgen er ook voor dat de hersenen en andere delen van het lichaam de stof *oxytocine* aanmaken. Deze heeft invloed op een goede stofwisseling, op ontspanning van de spieren, op het zorgend vermogen van mensen en op het vergemakkelijken van sociale contacten. Niet voor niets luidt de oude volkswijsheid dat lachen gezond is.

Plezierige emoties zijn vooral waarneembaar aan twee expressies: van de gelaatstrekken en van het stemgeluid. Lachen kenmerkt zich door de contractie van een circulaire spier rond de ogen (de *orbiculariso culi*), gecombineerd met een open mond (de lach) of door een dichte mond, waarbij de mondhoeken schuin omhoog staan (de glimlach); er zijn dan ook allerlei lachrimpeltjes te zien. Het 'vrolijke' stemgeluid wordt veroorzaakt doordat de keel en het middenrif minder zijn samengeknepen. Als iemand hardop lacht, zeggen we wel dat we 'helemaal naar binnen kunnen kijken' of dat hij 'schuddebuikt van het lachen'.

2.6 Echt en gemaakt

Vrolijke emoties bevorderen en versterken relaties en interacties tussen mensen. Verzorgende Ankie zegt hierover: 'Het geeft mij het gevoel dat de ander op dat moment goed in zijn vel zit en het naar zijn zin heeft. Het werk gaat me dan gemakkelijker af.' Zorgverleners roepen dan ook regelmatig bewust plezierige emoties op om de spanning te breken of de boel wat op te vrolijken. Ze trekken dan een raar gezicht, maken een grap of een komische beweging.

Uit onderzoek, maar ook uit onze alledaagse ervaringen, blijkt dat de scheidslijn tussen gemeende en gemaakte vrolijkheid uiterst dun is. Zo komt de glimlach op commando ('Kijk eens naar het vogeltje') uit een ander deel van de hersenen dan de 'natuurlijke' glimlach; dat komt doordat de orbicularis oculi niet aan de wilskracht gehoorzaamt. Zo glimlachen we soms beleefd om de ander gunstig te stemmen of om aan te geven dat we begrijpen wat deze zegt, maar de vrolijkheid rond de ogen blijft daarbij achterwege. En zoals we een glimlach aanwenden om gevoelens als teleurstelling of onzekerheid te beheersen, zo kunnen we de lach gebruiken als afweer tegen hevige emoties als angst of verdriet. Scherts en andere grapjes lopen in de zorg daarom wel eens uit op galgenhumor en leedvermaak. 'Zuster? Ga ik dood?' vraagt een ziekenhuispatiënt. 'Nee hoor,' antwoordt de verpleegkundige, 'U hebt alleen een enkele reis.'

Patiënten en cliënten zijn erg gevoelig voor gespeelde vrolijkheid en vriendelijkheid: 'Ik kan voelen of de zuster het meent,' zeggen ze dan. Waar zit hem dat nou in? In gemeende humor en vrolijkheid zit zowel respect als betrokkenheid: oprechte humor relativeert ziekte en lijden, maar toont hier tegelijkertijd begrip voor. Humor laat zien dat er een gevoelsmens achter de beroepskracht schuilt en daarmee worden humor en lachen een verbindende emotie.

Verdriet

'Meer kon ik eigenlijk niet doen'

Zorgverlenen brengt veel en intense emoties met zich mee. In dit hoofdstuk gaat de aandacht naar verdriet, een emotie die verwijst naar verlies, lijden, pijn of leegte. 'Verdriet is de emotie van het verlies. Het pijnlijke zit in de onherroepelijkheid ervan en in de machteloosheid die daar weer uit voortvloeit.'

> 'Met meneer De Munck kon ik het altijd goed vinden. Hij was voor mij ook "mijn" bewoner, met wie ik een speciale band had opgebouwd. Toen hij plotseling overleed, vond ik dat heel erg en voelde ik me zo verdrietig dat ik mijn tranen de vrije loop liet. Toen ik wat was gekalmeerd, heb ik zijn zoon van 24 gebeld. Die reageerde heel emotioneel, huilde langdurig, maar kon niet praten. Hij zei niemand nodig te hebben en trok een dikke muur rond zich op. Dat was voor mij extra pijnlijk, want ik ben zelf moeder van twee kinderen van 19 en 20 jaar.'

Achteraf kon verzorgende Tessa voor zichzelf wel verklaren, waarom de dood van meneer De Munck haar zo had geraakt. Een maand eerder was haar eigen vader in 'de schoot van de familie' overleden: zowel kinderen als kleinkinderen waren aanwezig. Dat verzachtte veel leed en gaf iedereen een enorme steun. Het eenzame sterven van meneer De Munck en de emotionele reactie van zijn zoon daarop, riep bij Tessa een beschermend gevoel op en de behoefte zijn leed te verzachten; het afwerende gedrag van de zoon ervoer zij daardoor als een pijnlijke afwijzing: 'Ik wilde hem zo graag helpen, maar voelde me machteloos en verdrietig tegelijk omdat hij het allemaal zelf wilde doen.' Verdriet is de emotie van het verlies. Het pijnlijke zit in de onherroepelijkheid ervan en in de machteloosheid die daar weer uit voortvloeit. Als iets of iemand ons dierbaar is en we verliezen het, dan voelt het alsof we ook iets van onszelf verliezen en daardoor kan een gevoel van leegte ontstaan. Er bestaan vele soorten verlies, in allerlei gradaties, van het overlijden van een geliefde tot het kwijtraken van een fotoalbum met dierbare herinneringen. Een afwijzing door een vriend of collega kan verdriet oproepen, maar we kunnen ook verdrietig worden als we het geloof in onszelf verliezen. Verlies van gezondheid lokt eveneens verdriet uit. Verlieservaringen zijn pijnlijk en we kunnen verdriet als echte pijn in ons lichaam of in lichaamsdelen voelen, maar omgekeerd kan lichamelijke pijn ook verdriet oproepen. Pijn en ziekten ontregelen onze leefwereld. De psycholoog Buytendijk omschreef dat in de jaren zestig als volgt: 'Pijn is het meest werkelijke en onloochenbare gevoel dat het leven wordt belemmerd en/of bedreigd.' Er zijn veel woorden voor verdriet: radeloos, teleurgesteld, neerslachtig, bedroefd, somber, ontmoedigd, gedeprimeerd, triest, treurig, machteloos en ellendig.

3.1 Verbindende emotie

'Ieder van ons heeft voor één bewoner wel een speciaal plekje in zijn hart,' schrijft Suzanne Buis. In het geval van verzorgende Sacha is dat Aart: 'Aart is Sacha's grote baby. Als een leeuwin waakt ze over zijn welzijn. Ze loopt hem achterna met kopjes thee en beschuit.' Aart heeft echter alleen trek in zijn dagelijkse flesje pils en dat krijgt hij ook van Sacha. Hij moet toch een beetje vocht binnen krijgen, zegt ze dan verdedigend. Op een ochtend is Sacha in tranen: Aart is overleden. '"Ze hadden best nog iets voor hem kunnen doen," snikt Sacha. "Wees blij dat jij bij hem hebt kunnen zijn," probeer ik haar te troosten. Ze schudt haar hoofd en zegt: "Daar schiet ik toch niets mee op?". De volgende dag belt Sacha op om te vertellen dat ze zich voor een week ziek meldt. Ze heeft rust nodig. Eén dag blijft ze thuis, dan verschijnt ze weer. Op de afdeling kan ze de dood van Aart beter verwerken.'

Verdriet heeft verschillende kenmerken en functies. Het verhaal over Sacha geeft dat goed weer. Allereerst roept haar verdriet reacties op bij anderen. Net als vreugde is verdriet een verbindende emotie. Pijn en verlies roepen verdriet op, maar dit hoeft niet beperkt te blijven tot degene die eraan lijdt, ook omstanders kunnen er verdrietig door worden. Laatst ging ik op bezoek bij vrienden die hun zoon twee dagen eerder verloren hadden bij een auto-ongeluk en toen ik bij hen binnenkwam barstte ik spontaan in huilen uit. Sommige boeken en films heten niet voor niets tearjerkers: 'tranentrekkers'. Verdriet roept echter niet alleen verdriet op, maar ook gevoelens van medeleven, compassie en troost. Verdriet roept de hulp van anderen in, het doet een beroep op de helende werking van de steun die anderen kunnen geven. Net als vreugde is verdriet een emotie die mensen ertoe aanzet om betrokkenheid te voelen en zorg en bescherming te geven. Verzorgende Femke vertelt: 'De dochter van meneer De Graaf kwam ontredderd op me af. "Femke, mijn vader gaat dood, wat moet ik doen?" zei ze wanhopig. Ik heb mijn armen om haar heen geslagen. Meer kon ik eigenlijk niet doen.'

3.2 Golfbewegingen

Verdriet duurt langer dan andere emoties en kent golfbewegingen. In de eerste golf van naar buiten gericht verdriet verbruiken we veel lichamelijke energie. Hierna ontstaat meer passief en stil verdriet en dat gaat gepaard met verlaagde spierspanning, waardoor we ons koud en vermoeid voelen. Het lichaam stelt ons daarmee in staat reserves aan te vullen en energie te sparen. 'Als een bewoner ernstig ziek is, voel ik me onaangenaam en ga ik gebroken naar huis,' zegt verzorgingsassistente Janneke. Haar collega Nienke vertelt: 'Huilen is voor mij meestal een ontlading. Ik voel me er soms alleen erg moe door.' Ook Sacha voelt zich uitgeput na de dood van Aart, ze meldt zich ziek, ze heeft rust nodig. Maar na een dag is ze al weer terug op de afdeling. Daar kan ze zijn dood beter verwerken, meent ze. Ook dat is verklaarbaar. Wie treurt om verlies heeft vaak de wens om het verloren object terug te winnen en uit die wens door te roepen of te handelen. In die gevoelstoestand zijn mensen dikwijls rusteloos, kunnen ze zich niet zo goed concentreren en hebben ze last van vergeetachtigheid. Plekken en voorwerpen die ze met de overledene associëren, oefenen aantrekkingskracht op hen uit. Verpleegkundige Hans vertelt: 'Ik heb hier een heel goede band met Carel gekregen. De dagen na zijn dood liep ik telkens zijn kamer in om te kijken of hij er echt niet meer was.' Door andere mensen op te zoeken hopen rouwenden bovendien bevestiging te krijgen dat het heel normaal is te verlangen naar het terugvinden van iets waardevols en te wanhopen als dit niet mogelijk blijkt.

3.3 Lach en een traan

Sacha toonde haar verdriet door te huilen en te snikken. Dit zijn verschijnselen die we beschouwen als typische uitingsvormen van verdriet. Huilen heeft twee functies: het drukt hulpeloosheid uit en vertelt daarmee een ander dat de huilende persoon niet in staat is te handelen en het ontlaadt het lichaam van opgebouwde (spier)spanningen. Opvallend is dat lachen en huilen veel overeenkomsten vertonen. We hebben daar zelfs uitdrukkingen voor: 'met een lach en een traan' en 'Jantje lacht, Jantje huilt'. In neurobiologisch opzicht compenseren deze twee emoties elkaar. Zo verlopen ze via dezelfde spiergroepen, hoewel bij het lachen vooral de strekspieren actief zijn en bij huilen de buigspieren. In de hersenen is bij beide emoties hetzelfde gebied betrokken: de middenhersenen (thalamus én hypothalamus). Beide emoties hebben een opluchtend effect. Daarnaast drukken ze ontvankelijkheid en ontwapening uit: een soort nultoestand, waarmee de huilende of lachende persoon aan anderen laat zien dat hij voorlopig geen plannen heeft om in actie te komen. Dat kan bij de ander ook een gevoel van ontvankelijkheid oproepen en dat verklaart waarom lachen en huilen als verbindende emoties zo'n belangrijke sociale functie vervullen. Ten slotte spelen bij verdriet en vreugde de ademhaling en de stemexpressie (vocalisering van de emotie) een grote rol bij het gezamenlijk beleven. In veel culturen zingen mensen daarom klaagliederen en in veel liedjes gaat het om thema's als afscheid, ontmoeting, liefdesverdriet en gehechtheid.

3.4 Verdriet voelen en waarnemen

Verdriet gaat gepaard met verhoogde reacties van het sympathische zenuwstelsel. Dit ligt in het ruggenmerg en is verbonden met organen en endocriene klieren zoals de hypofyse en de bijnieren en is onder andere verantwoordelijk voor de productie van een aantal hormonen zoals adrenaline. De symphaticus remt de werking van de maag en de darmen ('Ik heb geen trek'), vernauwt de bloedvaten ('Ik heb het zo koud'), vertraagt speekselvorming ('Mijn keel doet pijn') en versnelt de hartwerking ('Mijn hart breekt'). Verdriet is ook zichtbaar. Mensen met verdriet zien er bleker uit dan gewoonlijk (door de vaatvernauwing), ogen gespannen, een beetje ineengedoken en motorisch geremd (doordat de buigspieren aangespannen zijn en vooral de rug- en nekspieren). De gezichtsspieren vormen een 'masker' van verdriet, de bovenste oogleden zijn zwaar. Het meest typerend zijn de wenkbrauwen, die aan beide kanten schuin naar beneden worden getrokken waardoor bij elke wenkbrauw een kromming zichtbaar is. Tussen de wenkbrauwen verschijnt vaak een plooi (verticaal), maar bij sommige mensen is juist een rimpelpatroon (horizontaal) zichtbaar: in beide gevallen zien we een 'omwolkt' voorhoofd. De blik is vaak neerwaarts gericht. Er zijn verschillende soorten verdriet die herkenbaar zijn aan verschillende uitingsvormen. Zo zijn bij intens verdriet de wangen opgetrokken. Hierdoor kunnen de mondhoeken naar boven trekken; soms vertoont de stand van de mond dan gelijkenis met een glimlach, maar hiervan is beslist geen sprake. Bij opkomende droefenis drukt de onderlip omhoog en komt iets naar buiten (een pruillip), waardoor de mondhoeken naar beneden trekken. Bitterzoete herinneringen kunnen gepaard gaan met een glimlach met open mond en droevige ogen. Bij stil en passief verdriet ten slotte is de mond gesloten en wijzen de mondhoeken naar beneden, maar de wangen zijn opgetrokken waardoor er plooien tussen de neusvleugels en de buitenzijde van de mondhoeken ontstaan. Als mensen hun verdriet willen verbergen of als er sprake is van licht verdriet, dan kan zich dat uiten door zogeheten partiële gezichtsexpressies (alleen de bovenste gezichtshelft drukt verdriet uit) of door subtiele expressies (de kenmerken doen zich alleen in lichte en bijna niet te herkennen vorm voor).

3.5 Troosten

Met verdriet geeft iemand een signaal behoefte te hebben aan troost en bescherming en dat kan bij anderen de wens opwekken om te troosten. Troost bieden we door mee te leven in de vorm van lichamelijke aanraking of troostende woorden en handelingen ('Zal ik een glaasje water voor je halen?'). Bij fysieke troost spelen vooral het hoofd, de handen en de armen een rol. Bij verbale troost gaat het om de erkenning van het verdriet, de angst en de eventuele woede die het verdriet kan opwekken. Troosten gebeurt vaak vanuit een eerste impuls. Het is evenwel raadzaam om niet altijd onmiddellijk gehoor te geven aan de behoefte om te troosten. Belangrijk is om eerst zelf te ervaren wat het verdriet van de ander met je doet. Kun je op dat moment aanvaarden dat een ander verdrietig is of vind je het moeilijk dat de ander huilt en treurt? Kun je iemand in zijn verdriet laten of wil je het tegenhouden? Misschien voel je je wel verantwoordelijk voor het verdriet van de ander of voel je je ongemakkelijk, omdat een ander verdrietig is. Behoedzaamheid is daarom op zijn plaats en daar zijn meerdere redenen voor. Allereerst is het niet zeker dat de persoon zijn verdriet ter plekke met een ander wil delen. Het verdriet kan immers een oorzaak hebben buiten de sociale situatie waarin het zich manifesteert. Ten tweede kan de verdrietige het gevoel hebben dat er op dat moment niemand is die hem de troost en steun kan bieden waaraan hij behoefte heeft, alle goede bedoelingen ten spijt. Verzorgingsassistente Karin vertelde tijdens een interview: 'Als ik niet lekker in mijn vel zit en me verdrietig voel, ben ik erg stil en doe alleen maar wat ik moet doen. Ik hou me op de achtergrond, laat weinig merken en zeg weinig.' Verdriet is nu eenmaal het accepteren van een nare situatie, die niet altijd ongedaan gemaakt kan worden.

3.6 De enige weg

In de derde plaats is het mogelijk, vooral bij subtiele en partiële verdrietexpressies, dat het om verdriet van voorbijgaande aard gaat, of om verdriet vanwege het gedrag van een van de aanwezigen. Verpleegkundige Johan: 'Het was op een drukke avond en een collega viel op een heel nare manier tegen me uit. Ze deed geen enkele poging om erover te praten, waardoor ik me erg verdrietig voelde. We moesten samen iemand afleggen en ik voelde me alleen maar koud van binnen en op mijn hoede.' Verder kan het zo zijn dat iemand die weet wat het is om steeds maar verdrietig te zijn, zich door een troostende persoon in een machteloze positie gemanoeuvreerd voelt ('Ik wil niet dat je me in een poel van ellende sleurt'). Ten slotte kan verdriet gevoelens van vijandigheid en boosheid losmaken. Ineke, een verzorgende, vertelt: 'Ik heb verdriet gehad bij een bewoner die overleed met heel veel pijn. Dat was helemaal niet nodig geweest als de arts eerder had gereageerd op mijn verzoek om pijnbestrijding. Daardoor was ik boos: op de arts, op mijn collega's, op mijn afdelingshoofd.' Wie moeite heeft om in een dergelijke situatie met woede, afwijzing of met vlijmscherpe woorden om te gaan of daar zelf verdrietig van wordt, kan dan beter een stapje terug doen. Ga er in ieder geval nooit van uit dat je weet waarom de persoon droevig is en probeer ook nooit het verdriet en de uitingsvormen daarvan te verklaren, kleiner te maken dan ze zijn of er iets positiefs tegenover te stellen, zoals 'Kijk nou, de zon schijnt buiten,' of 'Ach, u heeft toch lieve kinderen'. We hebben als zorgverleners nu eenmaal de neiging iets te willen doen, problemen op te lossen. We kunnen het lijden van andere mensen maar moeilijk aanzien en zijn geneigd het weg te willen nemen. Het is vaak veel moeilijker niet te handelen en er alleen maar voor iemand te zijn. Aanvaarding van het gevoel van de ander en daarin meegaan is meestal eigenlijk de enige weg. Vaak hoeven we niet meer te doen dan iemand bij te staan.

Walging

'Het went nooit helemaal'

> 'Toen ik verzorgingsassistente werd, moest ik erg wennen aan al die onaangename geuren. Maar na een poosje raakte ik er meer mee vertrouwd. De poep van sommige patiënten vond ik stinken, maar van de uitwerpselen van anderen had ik weer geen enkele last. Dat was te vergelijken met de poep- en pieslucht van mijn kinderen toen die nog klein waren.'

Marja werkt nu drie jaar op een verzorgingsafdeling van een verpleeghuis en is langzamerhand vertrouwd geraakt met de luchtjes die uitscheiding, lichaamsvocht en adem met zich mee brengen. Maar het went nooit helemaal.

> 'Ook mevrouw De Nooy heeft recht op een badbeurt, ook al is zij een van de weinige mensen van wie ik een lichamelijke afkeer blijf houden. Als ik haar omhoog help uit de stoel, pak ik haar onder de arm vast en vermijd haar uitgestoken hand waarmee ze zojuist haar natte neus heeft afgeveegd. Met haar vingers probeert ze mijn gezicht te strelen. Ik wijk achteruit en druk een voorzichtige kus op haar voorhoofd. Handen raak ik zo min mogelijk aan. Die hebben meestal overal aan en in gezeten.'

Gevraagd naar emoties van verzorgend en verplegend personeel op de werkvloer zeggen veel medewerkers dat ze regelmatig gevoelens van walging ervaren. Opvallend is dat ze veronderstellen dat hun collega's daar veel minder last van hebben. Walging lijkt een emotie te zijn, waarbij de professionaliteit in het geding is. Netty, een verpleegkundige: 'Soms sta ik met verbijstering te kijken hoe afkerig mijn collega's sommige patiënten benaderen.'

Walging ontstaat als we iets of iemand onverteerbaar vinden en ons daarvan af willen keren. Het is een waarschuwingsmechanisme dat niet alleen in actie komt als we lichamelijk gevaar bespeuren in de vorm van besmet voedsel of bacteriën, maar ook als we vrezen voor een geestelijke besmetting. Walging zorgt voor een afname van zintuiglijk contact met onsmakelijke stoffen en zo nodig voor uitstoting daarvan. De emotie is verbonden met het limbisch systeem, een gordel die om de hersenstam ligt en de lagere hersenen scheidt van de hogere. Dit hersendeel heet ook wel de reukhersenen omdat de reukzin hier nestelt. Afkeer geeft fysiologische reacties. Bij een lichte reactie ontstaat een weeïg gevoel in de buik en kan er speekselvorming plaatsvinden die weer vergezeld kan gaan van gapen. Bij een heftiger reactie gaan we kokhalzen of braken. Hierbij zijn vooral het parasympathisch zenuwstelsel en de zwervende zenuw (nervus vagus) betrokken. Deze werken remmend op de hartslag en zetten het spijsverteringskanaal (maag en darmen) in werking. Afkeer is echter niet een puur lichamelijke kwestie, deze emotie heeft meestal ook te maken met de voorstellingen in ons hoofd, met beelden van de manier waarop we onze lichamelijkheid ervaren. Deze zijn aangeleerd door opvoeding en sociale overdracht van normen en waarden (school, vrienden, etc.).

4.1 Poortwachter

Sociale wetenschappers die walging bestuderen, onderscheiden drie soorten: kernwalging, lichaamswalging en interpersoonlijke walging. Kernwalging is nauw verbonden met het reuk- en smaakvermogen en heeft een belangrijke alarm- en signaalfunctie. Het helpt mensen bij het selecteren van voedsel en het herkennen van gevaar. Mensen eten in principe alles en lopen daarmee altijd het risico iets te nuttigen dat giftig of onverteerbaar is. Reukzin en walging maken ons attent op bedorven voedsel.

Maar voedsel is niet het enige dat kernwalging kan oproepen. De mond en de neus zijn belangrijke poortwachters van ons lichaam. Als er een beetje poep aan een kledingstuk zit, vegen of wassen we dat meestal met een zekere onverschilligheid weg, maar zit er wat poep aan een vinger en komt die in de buurt van onze mond of neus, dan trekken we een vies gezicht en ervaren we enige onpasselijkheid. Veel dierlijke en menselijke (afval-)producten roepen afkeer op, zoals poep, slijm, kots, zweet, urine, speeksel, (menstruatie)bloed en sperma. Verzorgingsassistente Cora vertelt: 'Veel bewoners zijn dement en incontinent. Sommigen trekken de hele dag hun kleren uit. Als ze hun overhemd uittrekken, à la, maar als ze alles uitdoen en ze bevuilen de hele gang met urine en poep, daar kan ik echt niet tegen.' Het enige lichaamsvocht dat geen afkeer oproept, zijn tranen. De meeste mensen kunnen hun neus snuiten in de betraande zakdoek van een ander zonder misselijk te worden.

4.2 Magisch denken

De emotie walging heeft niet alleen te maken met onze angst voor vergiftiging en verstoring van de reuk- en smaakzintuigen, maar ook met vrees voor besmetting van ons lichaam. In de loop van de geschiedenis hebben we steeds meer kennis gekregen van pathogene organismen en besmettingshaarden. We beschouwen ziekenhuizen en verpleeghuizen in het algemeen en zieke mensen in het bijzonder als broeihaarden van ziekten. Walging en aversie zijn onze waarschuwingsmechanismen om besmettelijke ziekten te ontlopen of te voorkomen. Deze mechanismen zijn echter niet alleen ontoereikend, ze gaan ook mank. Ze zijn ontoereikend, omdat alles wat we eten en aanraken in principe besmet kan zijn, denk maar aan de recente uitbraken van SARS, de gekkekoeienziekte, de varkens- en de vogelpest. En ze gaan mank, omdat in deze mechanismen veel bijgeloof en magisch denken schuilen.

Dikwijls gooien we vuil en wanorde op één hoop met onhygiënische toestanden. Een veelvoorkomende ergernis op een verpleegafdeling is dat het er een rommeltje is en dat de bewoners er niet netjes en verzorgd uitzien. Verzorgende Femke: 'Veel collega's willen vooral de afdeling aan kant hebben. Ze hebben het pas goed gedaan als alles netjes en opgeruimd is.' Ander voorbeeld: als iemand voor de grap een kakkerlak in een glas druivensap gooit, zijn er mensen die nooit meer druivensap durven drinken. En van het speeksel in onze mond zijn we niet vies, maar zodra we spuwen in het glas waaruit we drinken, vinden we dat onsmakelijk. Ook goedgewassen kleding van iemand met een infectieziekte kan afkeer oproepen. Femke: 'Sommige collega's lijken wel smetvrees te hebben. Die vinden het al vies als bewoners zelfs maar in de buurt van hun kopje koffie komen.' In een Duits onderzoek vertelt verpleegkundige Ellen over haar ervaringen met walging: 'Ik heb soms het gevoel dat ik van patiënten de hele dag hun lucht meedraag. Ik kan gaan douchen, andere kleren aantrekken en dan nog ruik ik het. Wat ik ook zo erg vind is als patiënten een zalfje, eau de toilette of deodorant hebben, die ik thuis ook heb. Ze vragen me of ik ze daarmee lekker wil insmeren en dan denk ik, nee dat kan niet, want dan kan ik thuis mijn spullen wel weggooien'.

Het zijn niet alleen de smaak en de reuk die afkeer oproepen. Ook de andere zintuigen zijn erbij betrokken. Zo kunnen mensen afkerig zijn van allerlei seksuele handelingen en uitspraken. Of voor de aanblik van mensen die er vies of onverzorgd uitzien, van overledenen, van wonden, doorligplekken en afgezette ledematen. Ook pijnkreten kunnen kotsneigingen oproepen. Deskundigen veronderstellen dat dit te maken heeft met ons besef van sterfelijkheid. Wat ons herinnert aan onze sterfelijkheid en kwetsbaarheid verdringen en verwerpen we het liefst. En walging is de emotie van de verwerping en de afwijzing.

4.3 Ondergronds bestaan

Naast te nadrukkelijke verwijzing naar menselijke lichamelijkheid en angst voor besmetting is er een derde groep uitlokkers van walging. We noemen deze vorm interpersoonlijke walging. Hieronder vallen weerzin tegen onbekenden (vreemdelingenhaat), tegen zieken en gehandicapten, tegen arme en ongelukkige mensen en tegen 'moreel verdorvenen'. Weerzinwekkend noemen we bijvoorbeeld de daden van verzorgende Martha U. die halverwege de jaren negentig naar alle waarschijnlijkheid negen verpleeghuisbewoners heeft omgebracht en van verpleegkundige Lucia de B. die momenteel een levenslange gevangenisstraf uitzit voor de moord op zeven patiënten en drie pogingen tot moord. Iets immoreel vinden staat voor veel mensen gelijk aan iets walgelijk vinden en die twee belevingen lopen vaak in elkaar over. Als je moe bent, het niet meer ziet zitten, het zat bent, kan afschuw ontstaan. En die verwoord je vaak in lichamelijke termen. Denk maar aan ruziënde mensen: 'Je maakt me misselijk', 'Je komt me de neus (of de strot) uit', 'Ik word ziek van je', 'Ik kots van je'.

Enkele jaren geleden was de film *Outbreak* te zien, met Dustin Hofman in een hoofdrol. In een stadje was een dodelijk virus uitgebroken, waarna er een militair cordon omheen werd gelegd: niemand mocht de stad meer in of uit. Dat is wat we altijd doen als er besmettingsgevaar dreigt: isoleren. In die zin vormen ook zorgverleners een buffer tussen de normale wereld, waarin mensen hun lichaamsfuncties kunnen beheersen en hun lichaamsgeuren kunnen maskeren met crèmes, parfums en deodorants en de wereld van de zorg, waarin zieke en kwetsbare mensen leven met de onaangename geuren van doorligwonden, feces, urine, chronische luchtwegontstekingen, enzovoort. Zorgverleners worden daar dagelijks met hun neus op gedrukt. Niet voor niets zeggen veel mensen op verjaardagsfeestjes of bezoekers in het verpleeghuis tegen zorgverleners: 'Het werk dat je doet is prachtig, maar ik zou het niet kunnen.'

Maar ook in de zorg komt walging vaker voor dan we denken en zouden wensen. De emotie leidt echter een ondergronds bestaan en bevindt zich grotendeels in de taboesfeer. Van veel emoties zijn foto's beschikbaar, maar beelden van spontane vormen van walging zijn zeldzaam. Hoe krachtig, maar tegelijkertijd verdekt die emotie kan werken, maakte ik mee toen ik eind jaren zeventig als 23-jarige maatschappelijk werker een oudere vrouw moest indiceren voor opname in een verzorgingshuis. Ons gesprek verliep naar mijn indruk plezierig, maar toen ik op kantoor terugkwam, kreeg ik dezelfde vrouw aan de telefoon die haar beklag kwam doen over mijn vieze lange haren en mijn smerige spijkerpak.

4.4 Met walging omgaan

De functie van afschuw is dat deze emotie ons verwijdert van het weerzinwekkende (zoals bedorven voeding) of van wat we laakbaar achten, zoals kinderporno. We trekken de neusvleugels op, waarmee we de neusgaten sluiten. Er verschijnen rimpels aan beide kanten van de neus en op de neus zelf. Ook de wangen zijn opgetrokken, het voorhoofd zakt omlaag en met de onderlip duwen we de bovenlip omhoog. Bij lichtere vormen van afschuw trekken we alleen de bovenlip en de wangen wat omhoog of gaan we gapen. De ademhaling is dan niet geblokkeerd.

De tweede functie van afschuw is juist gelegen in het herkennen van de kwetsbaarheid en de noden van een ander en kan een gevoel oproepen om diegene te willen beschermen en koesteren. Wat we dan doen is de walging van de voor- naar de achtergrond verplaatsen en onze compassie tonen. Braaksel opruimen, billen poetsen en iemand met een sterke zweetlucht zoenen is een teken van persoonlijke aanvaarding. Het vestigt en versterkt intimiteit en wordt daarmee een merkteken van persoonlijke betrokkenheid.

Anja werkt als ziekenverzorgster op een ziekenboeg voor dak- en thuislozen: 'Laatst namen we een man op met open voetwonden, waarin de maden krioelden. Sommige collega's waren in paniek, omdat ze braakneigingen kregen. Ik vind het ook vies, maar neem het zoals het is: onsmakelijk, maar niet meer dan dat.'

Zorgverleners gaan op allerlei manieren met walging om. De eerste manier is om patiënten en bewoners tot non-persoon te maken, ze als nietmenselijk voorwerp te beschouwen dat buiten een emotionele en affectieve relatie staat: 'Als ze aan het wassen zijn, praten ze over het scherm met een collega. Als ze een bewoner eten geven, is het alsof ze een dier aan het voeren zijn. Ze maken een mens dan tot een ding.'

De tweede manier is om patiënten te benaderen, verzorgen en verplegen alsof ze kinderen zijn: 'Zal ik u eens lekker wassen, mevrouw Van Callenbeek?' Van de oudere wordt een soort familie gemaakt en dit helpt verzorgers hun weerzin te overwinnen. Zo kan er ook een vertrouwensband en intimiteit bestaan tussen ouderen en verzorgenden, maar het gevaar van infantilisering ligt op de loer.

De derde manier is mensen te nemen zoals ze zijn, met hun aangename en minder aangename kanten. Ziekenverzorgende Anja: 'Eigenlijk maakt het mij niet zoveel uit als bij een patiënt de diarree door zijn pijpen loopt. Ik help hem dan graag bij het douchen, want het is immers mijn vak en dat doe ik met liefde. Ik haal mijn neus niet op voor het verschonen van een patiënt en ik vind het prettig iemand die zich ziek voelt, schoon goed aan te kunnen trekken en in een schoon bed te kunnen stoppen. Ik ruik de stank echt wel en dat vind ik ook niet prettig. Daar ben ik nogal nuchter over, want poep is poep. Als ik afkeer ervaar, zet ik het niet van me af, maar laat het op me inwerken. Dan blijkt het minder erg te zijn dan ik dacht en ontstaat er ruimte om in contact te komen. Als je de walging niet in de ogen kunt kijken, omzeil je die gevoelens en plaats je jezelf boven de ander. Op dit terrein zijn voor mij alle mensen gelijk, want iedereen is bij tijd en wijle hulpeloos en kwetsbaar en kan daarbij een geur afgeven. Ik vind het zelf toch ook fijn als iemand me een helpende hand toesteekt als ik ziek ben?'

Angst

'Van dat soort dingen word ik heel nerveus'

'Meneer Gans is hier ongeveer drie maanden opgenomen geweest om te revalideren van een bekkenbreuk. Dat bleek al heel snel een veel te optimistische inschatting van een specialist te zijn. De vrouw en de kinderen van meneer Gans hadden de hoop dat hij weer snel naar huis zou kunnen, maar van revalideren kwam helemaal niets: meneer Gans was depressief, had valangst en bleek bovendien nog last te hebben van restverschijnselen van een hersenbloeding. We moesten hem zelfs helpen bij het eten. De familieleden verweten ons dat we het revalidatieprogramma niet serieus namen en zeiden dat de zorg slecht was. Ik heb toen een afspraak met zijn echtgenote gemaakt, omdat ik me door haar gefrustreerd voelde en er niet van kon slapen. Hun kritiek had me echt geraakt, want ik begrijp dat het moeilijk is om de zorg voor je man uit handen te geven, ik zou misschien ook wel zo reageren als mijn man in een verpleeghuis zat. Maar tijdens dat gesprek werd ik overladen met verwijten: zijn horloge was weg, een pantalon en een plaid waren zoekgeraakt, hij was enkele keren niet op tijd verschoond, zijn nagels waren te lang en hadden zwarte randen. Die feiten klopten misschien wel, maar haar kritiek had zo'n vijandige toon en was zozeer op mij persoonlijk gericht, dat ik tegen haar zei: "Ik kan hier niet tegen. Ik begrijp heel goed dat u 24 uur per dag zorg voor uw man wil hebben, maar ik kan dat niet bieden." Toen zei ze tegen me: "Ik ga niet met jou in discussie" en liep weg. Enkele dagen later dreigde de familie om de media erbij te halen. Ook belden ze me diverse malen thuis op met vreselijke aantijgingen. Daardoor voelde ik me verward en angstig.'

Judith, verzorgende op een somatische afdeling van een verpleeghuis, is door dit incident drie weken uit de running geweest. In de periode dat ze ziek thuis was, is meneer Gans verhuisd naar een ander verpleeghuis.

5.1 Schuilen of vluchten

Angst is de emotie van de dreiging. Situaties die ons lichamelijk of geestelijk kunnen beschadigen, roepen angstgevoelens op. Er zijn twee universele uitlokkers waar mensen van jong tot oud en van Alaska tot Zierikzee bang voor zijn: een voorwerp dat heel snel op ons afkomt en plotseling evenwichtsverlies. En alle kinderen zijn op een bepaalde leeftijd bang in het donker, een angst die terugkomt bij een hoop ouderen. Voor veel angstgerelateerde gevoelens gebruiken we andere namen, zoals bezorgdheid, paniek, beklemming, onzekerheid, twijfel en stress. Verzorgende Jolanda zegt: 'Ik kan er maar niet aan wennen dat bewoners meer van me willen dan ik kan bieden. Het beklemt me dat iemand zo onder mijn huid kan kruipen. Ik voel me erdoor bedreigd.'

Angst kan kort duren, maar ook lang aanhouden. Dat hangt af van de aard van de bedreiging: hoe ernstig is het letsel dat kan optreden, is de dreiging acuut of kan het nog een tijdje duren, kan ik er iets tegen ondernemen? Er zijn twee standaardreacties op angstgevoelens: schuilen (verstijven) of vluchten. Beide hebben te maken met fysiologische en andere neurobiologische processen. Net zoals bij andere basisemoties (verdriet, vreugde, woede) spelen de *amygdala*, twee bolvormige deeltjes van het *limbisch systeem*, een belangrijke rol.

Angstemoties verlopen vooral via het amygdalum van de linkerhersenhelft. Voor zover we weten activeert dit centrum de productie van adrenaline en cortisol en vermindert het de aanmaak van weer andere hormonen, zoals insuline, testosteron en oestrogeen. Deze veranderingen in de hormoonproductie ontstaan als we in een toestand van onzekerheid verkeren. De cortisol die ontstaat na het vrijkomen van adrenaline, heet daarom ook wel 'stresshormoon'. Bij angst doen zich ook motorische reacties voor. Het hart gaat sneller kloppen en er vloeit meer bloed naar de grote beenspieren (dit in tegenstelling tot woede, waarbij ook bloed stroomt naar de handen en de armen). Verder vernauwen de bloedvaten in huid, maag, ingewanden en geslachtsorganen zich ('Ik trok wit weg'). De ademhaling versnelt, maar doordat het middenrif zich heeft samengetrokken, ademen we hoog in de borst ('Mijn hart klopte in mijn keel'). Tevens treedt verhoogde spierspanning op ('Ik werd er beverig van') en neemt de transpiratie toe ('angstzweet'). Vluchten en schuilen lijken tegengestelde reacties. Hoe komt het dat sommige mensen en dieren verstenen als ze zich angstig voelen en anderen wegvluchten? Hoe komt het dat ons lichaam zich voorbereidt om er vandoor te gaan (er vloeit immers meer bloed naar de grote beenspieren) en we in de meeste gevallen blijven staan? Onderzoekers naar dieren- en kindergedrag geven het antwoord.

Het draait allemaal om onze behoefte aan geruststelling, veiligheid en bescherming. Niet alleen de kinderpsychiater Bowlby, maar ook apenonderzoekers als Hinde en De Waal hebben vastgesteld dat we 'vluchten' als we op zoek zijn naar een veiliger omgeving. Bij kinderen en jonge dieren zijn dat de verzorgers, bij volwassenen de mensen van de groep waartoe zij op dat moment behoren.

5.2 Op scherp staan

Angst komt in allerlei variaties en hoedanigheden voor in de zorg. De een noemt het stress, de ander bezorgdheid en een derde zegt zich regelmatig onbehaaglijk of ongerust te voelen. Het gaat doorgaans niet om schrik- of paniekreacties, maar om het constante gevoel op scherp te moeten staan en geen fouten te mogen maken. Verpleegkundige Petra zegt hierover: 'Er kan altijd iets onverwachts gebeuren. Een hypo, een coma, iemand die zich verslikt tijdens het eten, een bewoner die valt. Het is ook altijd weer spannend om de medicijnen uit te delen, want voor je het weet geef je te veel, te weinig of het verkeerde als je even wordt afgeleid.' Janneke, die als verzorgende in een verpleeghuis werkt, vertelt: 'Op een drukke avond viel een collega op een nare manier tegen mij uit. Ze deed geen poging om er verder over te praten en ik voelde me er zeer ongelukkig onder. Ik voelde me koud van binnen worden en wilde weggaan. Ik ben toen gaan praten met het avondhoofd en daarna ging het wel weer. Maar als ik moet samenwerken met die collega voel ik mij niet prettig meer. Ik ben bij haar voortdurend op mijn hoede.'

Verzorgenden zeggen in een schriftelijk onderzoek dat ze niet zo vaak angst ervaren, maar ze blijken wel veel last te hebben van spanningen die zich uiten in spierpijn ('Ik heb vaak last van schouder en ellebogen en van mijn nek'), in een verstard of ongerust gevoel, in trillende en koude handen, stotteren, zweten en 'bleek wegtrekken'. Ook krijgen ze vaak hoofdpijn en een brok in de keel. Schouder- en nekpijn ontstaan vaak doordat bij stressgevoelens het hoofd de neiging heeft om zowel naar achteren te wijken als naar beneden, terwijl de schouders een optrekkende beweging maken en het bovenlichaam zich vooroverbuigt. Het is lastig om het gevoel van vrees aan het gezicht af te lezen. Meestal 'lekt' het gezicht de emotie slechts op subtiele wijze. De ogen en het voorhoofd geven nog het meeste prijs. De onderste oogleden zijn dan aangespannen en de bovenste opgetrokken, waardoor rimpels midden op het voorhoofd verschijnen. Deze verticale frons noemen emotiedeskundigen ook wel de 'vreeswenkbrauwen'.

5.3 Te kort schieten

Veel mensen zien angst als teken van zwakte en kwetsbaarheid. En dat is iets wat zorgverleners zich niet durven permitteren, stelt de hoogleraar Abram de Swaan in zijn boek *De mens is de mens een zorg*. Hierdoor blijven hevige emoties verborgen voor de patiënten en de collega's. George, leerlingverzorgende: 'Ik ben erg gesloten en laat dus niet gauw wat merken, ik neem de problemen mee naar huis. Dat is erg lastig, want mijn collega's denken dan dat het wel gaat.' De Swaan geeft een voorbeeld van hoe spanningsvol zorgverlenen kan zijn: de verpleegster die ten onrechte de arts *niet* raadpleegt, maakt een ernstige beoordelingsfout; de verpleegster die ten onrechte de arts *wel* om advies vraagt, is lastig. Emoties uit het angstrepertoire verwijzen naar het gevoel te kort te schieten. Dat heeft met verschillende zaken te maken. Allereerst ligt dit gevoel besloten in de relatie met de cliënt. Deze ervaart de zorgverlener als een houvast, maar die kan hieraan maar ten dele voldoen. Daardoor kan een hulpverlener het gevoel krijgen in zijn werk te falen. Verzorgende Klazien zegt hierover: 'We hebben een man op de afdeling, die vraagt om de vijf minuten om drinken. En als je het hem geeft, weigert hij het. Hij pakt ook steeds dingen van andere bewoners. Ik zou die man meer aandacht willen geven, maar dat zou dan ten koste gaan van anderen. Dus eigenlijk doe ik het nooit goed.'

Ook familieleden kunnen dit gevoel van falen oproepen door te verwachten dat aan al hun persoonlijke eisen op het gebied van lichamelijke en geestelijke zorg wordt voldaan. Zij projecteren hun onmacht om niet meer voor hun naaste te kunnen zorgen op de zorgverleners. Daarbij kan, volgens de Engelse onderzoekster *Menzies Lyth*, ook jaloezie een rol spelen: familieleden benijden verzorgenden om hun vaardigheden en hun intieme contact met 'hun' dierbare. Afdelingsassistente Karin merkt op: 'Hoewel haar man er echt elke dag pico bello uitziet, vindt zijn vrouw altijd wel wat te klagen. Er deugt niets aan ons. We moeten dit beter doen, we moeten dat beter doen, de organisatie deugt niet. En ze is er de hele dag. We hebben een heel schema met haar afgesproken en daaraan moeten we voldoen. Ze loopt ons steeds te controleren en dat legt een grote druk op ons.'

Ten derde kan het gevoel te kort te schieten door collega's worden opgeroepen of door de hoge eisen die de zorgverlener aan zichzelf stelt. Persoonlijke inzichten en opvattingen kunnen botsen. Zo hebben de meeste instellingen een zorgvisie geformuleerd, maar elke medewerker houdt er ook zijn eigen visie op na. En die kan in de praktijk botsen met de opvattingen van een ander. Femke kwam in conflict met haar collega's: 'Ik kwam in een team dat alle bewoners strikt voor tien uur in de huiskamer wilde hebben. Ik kreeg als commentaar dat ik te langzaam werkte. Daar kreeg ik de zenuwen van. Ik probeerde om sneller te werken en toch voldoende individuele aandacht te geven. Dat werkte dus niet. Er was daar een soort teamnorm ontstaan dat je om tienen klaar moest zijn en daaraan moest je voldoen. Op het eind liep ik totaal te stressen en ben ik afgeknapt.' Een andere bron van onderlinge irritatie heeft te maken met de werkhouding: eisen op het gebied van zorgvuldigheid en verantwoordelijkheid die medewerkers zichzelf stellen, komen niet overeen met die van hun collega's. Ze concentreren zich dan niet alleen op hun eigen werk, maar houden vanuit hun ooghoeken ook 'slordige' collega's in de gaten. Jolanda vertelt: 'Sommige mensen werken heel slordig en daar word ik echt onrustig van. Dan denk ik: "Zal ik dat nou gaan nalopen of niet?" Ik weet dat een echtgenote het fijn vindt als haar man elke dag een stropdas krijgt en dan zie ik hem weer zonder stropdas rijden. Mensen niet geschoren, bril vergeten. Geen armkussentje bij een halfverlamde bewoner. Mensen die op de verkeerde plaats zitten in de huiskamer. Van dat soort dingen word ik heel nerveus.'

5.4 Omgaan met onrust

Hoe gaan zorgverleners met dit soort onrustgevoelens om? Dat doen ze op heel verschillende manieren. Zowel uit observatieonderzoek als uit gesprekken met verzorgenden blijkt dat sommige medewerkers hun toevlucht zoeken in flink en stoer zijn. Ze rechten hun rug en zeggen: 'Ik ben veel harder geworden. Harde grappen maken en over collega's roddelen die niet meedrinken in de koffiepauze. Ik ga dan gewoon meespelen en zet er meteen een opmerking tegenover. In het begin was ik daar bang voor, maar op een gegeven moment deed ik er gewoon aan mee.' Andere zorgverleners sluiten zich ervoor af. Zoals Tineke: 'Ik ben heel makkelijk geworden. Ik werk wel in mijn eentje en als het vier uur is, denk ik: "Tijd om naar huis te gaan." Koffie drinken doe ik wel, maar ik let op wat ik zeg en ik zeg niet veel.' Weer anderen erkennen hun onzekerheid en kunnen hierover openlijk met collega's en leidinggevenden praten, vooral met collega's in wie ze vertrouwen stellen: 'Ik voel me echt niet bij iedereen veilig genoeg, maar bij sommigen wel. Die herkennen je verhaal, ze voelen met je mee en luisteren daar oprecht naar. Dat geeft veel steun.' Er zijn ook medewerkers die even een time-out nemen als de spanning te hoog is opgelopen: 'Op een moment dat ik me erg gespannen voel of onrustig, probeer ik mijn werk zo in te delen dat ik even geen contact heb met anderen, waardoor ik kan kalmeren. Of ik neem een wat langere pauze.' En nog weer anderen zoeken steun buiten het werk door met familieleden en vrienden te praten of door ontspannings- en ademhalingsoefeningen te doen, te wandelen of te sporten. Jolanda zegt: 'Ik praat met mijn partner, want bij hem kan ik mezelf zijn en word ik begrepen. En soms schrijf ik op wat me bezighoudt.'

Als ze zich onzeker of bezorgd voelen, hebben mensen de neiging om het soort angstemoties zoals hier beschreven staan, te verhullen. Soms is dat nuttig. Maar als het te vaak gebeurt, tast het de gezondheid aan met verkrampende spieren, zeurende hoofdpijnen en een verzwakt immuunsysteem als gevolg. Bezorgdheid en spanning vormen een onderdeel van verzorgende en verplegende beroepen en zijn in geen geval het gevolg van persoonlijk falen. Het is de ernst van het werk die soms te veel van het goede is. Medewerkers doen er goed aan om een verschil te maken tussen verantwoordelijkheid dragen en zich oververantwoordelijk voelen. Ze hebben daarvoor wel een omgeving nodig die veiligheid en vertrouwen biedt en oog heeft voor de moeilijke en bedreigende kanten van het werk. Van hun kant moeten zorgverleners zich hierover ook op een constructieve wijze durven uitspreken en zich in elkaars situatie leren verplaatsen. Flink zijn en je groot houden werkt soms even, maar op de lange duur is het slopend.

Schaamte

'Ik kon wel door de grond zakken'

'Meneer Fluitsma voelde zich erg beroerd, Ik besloot hem een "zondagsbeurtje" te geven en hem op bed te laten liggen. Toen Martha binnenkwam, zei ze waar iedereen bij stond: "Jij maakt je er ook mooi met een Jantje van Leiden vanaf, doe je dat thuis met je kinderen ook?" Ik weet wel dat haar commentaar onhandig was en misschien niet zo bedoeld, maar ik ervoer die opmerking als een persoonlijke afwijzing en voelde me bleek wegtrekken. Het was zo gek, want ik had niet het gevoel dat ik iets fout had gedaan. Martha gaf me de indruk dat ik niet goed genoeg was voor mijn werk. Ik heb me de hele ochtend erg onzeker gevoeld en maakte fout op fout. Ik zei dingen om maar wat te zeggen, maar dat sloeg nergens op; de hele ochtend hoorde ik mezelf praten, het was alsof ik er niet bij was. En toch kon ik het niet over mijn lippen krijgen dat ik me rot voelde.' Dit vertelt Sophie, die als verpleeghulp op een somatische afdeling van een verpleeghuis werkt.

De emoties angst, woede, verdriet, vreugde en walging die wij in de voorgaande vijf hoofdstukken de revue hebben laten passeren, zijn aangeboren. Zowel Aboriginals uit Brisbane en New Yorkers uit Brooklyn als bewoners van Breukelen kennen deze emoties en kunnen ze bij elkaar herkennen. Daarom noemen emotiedeskundigen ze ook wel primaire emoties, basisemoties of oeremoties. Daarnaast beschikken mensen over tientallen aangeleerde emoties die van de primaire zijn afgeleid. Hoe mensen deze emoties ervaren en uiten hangt af van de cultuur waarin ze zijn opgegroeid en van hun persoonlijke geschiedenis. Het gaat dan om secundaire emoties zoals jaloezie, nijd, onlust, hoop, berusting, teleurstelling, bewondering en verveling. De emoties schaamte en trots horen ook in dit rijtje thuis, maar deze nemen ten opzichte van zowel primaire als secundaire emoties een bijzondere plaats in. Omdat ze in het sociale verkeer zo'n belangrijke rol spelen, heten schaamte en trots ook wel *opperemoties* (in het Engels: *master emotions*). Schaamtegevoelens komen in elke cultuur voor, maar Japanners schamen zich over andere zaken dan Nederlanders en uiten hun schaamtegevoelens ook op een andere manier. De huidige discussie over eerwraak maakt ook duidelijk hoezeer kwesties van trots en schaamte cultureel zijn bepaald.

6.1 Schuld en schaamte

In haar boekje *Geen tijd om aardig te zijn* over de dagelijkse praktijk in een verpleeghuis beschrijft *Suzanne Buis* een teamconflict. Er is sinds tijden een goede bezetting aanwezig en iemand stelt voor om daarom eens wat extra's te doen: gymnastiek met enkele bewoners. De meeste teamleden zijn enthousiast over dit idee, maar Suzanne niet. Ze heeft tal van bezwaren: er zijn wel betere dingen te doen, zoals aandacht geven aan de bedlegerige bewoners, iemand in bad stoppen of de bedden soppen. Bovendien, zo voert ze aan: 'Je bereikt er alleen maar mee dat de bewoners ervan uitgaan dat er volgende week weer gymnastiek gegeven wordt.' Carla zet echter door en weet vijf bewoners in de eetzaal te verzamelen. Ondertussen heeft Onno handdoeken meegebracht voor de oefeningen. Suzanne is kwaad en doet haar gewone werk. Als ze klaar is, zwerven haar ogen onrustig door het diensthok. Bij de waskar houden ze stil, waar zijn de handdoeken gebleven? 'Wie heeft de handdoeken opgevouwen?' vraagt ze onheilspellend. Onno krijgt rode vlekken in zijn hals en zegt: 'Die hebben we voor gymnastiek gebruikt.'

Rode vlekken in de hals krijgen of blozen gebeurt als we verlegen zijn, schaamte ervaren of ons schuldig voelen. De zweetklieren scheiden dan de stof *bradykinine* af, waardoor bloedvaten verwijden. Vreemd genoeg ontstaat de rode huidskleur alleen in de delen van het lichaam die doorgaans onbedekt zijn, te weten het gezicht, de hals, de schouders en soms de borst. Blozen is dus niet alleen maar een vaatverwijdende respons, want dan zou immers het hele lichaam blozen, maar heeft een duidelijke sociale en relationele betekenis. Mensen blozen als ze in de belangstelling staan en zich daardoor opgelaten voelen (sociale betekenis). En als we blozen, valt dat andere mensen onmiddellijk op (relationele betekenis), waardoor ze hun houding ten opzichte van ons moeten bepalen. Blozen is een signaal dat we uitzenden als we ons beoordeeld of bekeken voelen. In het dagelijks taalgebruik verbinden we blozen en schaamte nogal makkelijk met elkaar, maar als we wat nauwkeuriger kijken, heeft blozen vooral te maken met het feit dat we onszelf in verlegenheid gebracht voelen.

Schaamte kan daarbij in het geding zijn, maar het blozen kan evengoed verwijzen naar schuldgevoelens. Schuld en schaamte lijken één pot nat en horen ook wel tot dezelfde 'emotiefamilie', maar er is een essentieel verschil. Bij schuld gaat het om een handeling die we in de ogen van anderen verkeerd hebben verricht (norm), bij schaamte hebben we het gevoel dat we zelf verkeerd zijn, dat we in de ogen van een ander én van onszelf niet deugen (waarde).

Als Suzanne vraagt wie de handdoeken heeft opgeruimd, is dat een schuldvraag. Hierop krijgt Onno rode vlekken in zijn hals en zegt daarmee: 'Dat heb ik gedaan.' Suzanne had haar boosheid ook kunnen uiten door te vragen: 'Welke smeerlap heeft met zijn kladden aan de handdoeken gezeten?' In dat geval raakt de hele persoon in het geding en is er sprake van een schaamtesituatie. Wat er bij Onno precies speelt is moeilijk te zeggen, omdat Suzanne haar woorden op een onheilspellende toon uitspreekt; daardoor weten we niet of Onno zich nu door schuld of door schaamte in verlegenheid gebracht voelt. Hij kan zich schuldig voelen omdat hij iets stoms heeft gedaan, maar hij kan zich daardoor ook minderwaardig en afgewezen voelen.

6.2 Onthullend

Schaamte is het gevoel om af te gaan. Wie wel door de grond kan zakken, voelt zich van binnen warm worden (en kan daarbij blozen, maar dat hoeft niet per se), krijgt last van spanning in de nek en de schouders en een 'draaiende' maag, raakt in verwarring en kan soms even niet meer denken. Ook kan iemand last hebben van een dichtgeknepen keel, borst en buik kunnen ingedrukt zijn en er kan misselijkheid en buikpijn ontstaan. Ook voor anderen is schaamte op verschillende manieren waarneembaar. Naast blozen bijvoorbeeld doordat de ogen een afwendende en starende blik krijgen en de oogleden wat gaan hangen. Het lichaam maakt een inzakkende beweging, waarbij het hoofd enigszins naar beneden hangt en de schouders naar voren zijn gedrukt. Dit geeft de indruk alsof het lichaam verschrompelt of wil verdwijnen.

Deze schaamtetekens zijn overduidelijk. We noemen dit 'onthullende schaamte'. Meestal komt schaamte echter in subtielere vorm naar buiten, waarbij een hand een gedeelte van het gezicht bedekt, vooral de mond, en de ogen een afwezige indruk maken. Daarnaast kan er sprake zijn van 'overcontrole', dat wil zeggen dat mensen erg letten op wat ze zeggen, in hun lippen bijten of hun lippen likken. Verder is schaamte herkenbaar aan het woordgebruik (ik voel me: ongemakkelijk, leeg, verward, stom, belachelijk, aangevallen, gespannen, enz.), in de vocalisering van de stem (zoals trillen, stotteren, mompelen) en in andere signalen die we tijdens het praten geven zonder onze emoties direct onder woorden te brengen (verward en onsamenhangend praten, veel pauzes laten vallen, zichzelf in de rede vallen, om eigen woorden lachen, snel praten). Andere signalen: doen of het allemaal niet zo erg is, vaag taalgebruik, verdedigend woordgebruik ('Ja maar, ik dacht dat de bedoeling was'), onverschilligheid en indirect taalgebruik (geen man en paard noemen, maar veel verwijzen naar 'het', 'zij' of 'je', zoals in: 'Als ze zoiets tegen je zeggen, moet je wel even slikken').

6.3 Schaamte en boosheid

In het dagelijks leven zetten mensen hun schaamtegevoelens vaak om in boosheid en woede. Bij veel ruzies en spanningen in huwelijken en op de werkvloer speelt schaamte op de achtergrond. In zijn standaardwerk *De Emoties* veronderstelt de Nederlandse hoogleraar *Nico Frijda* dat wie zich schaamt, zich eveneens bedreigd voelt en boosheid ontstaat vooral als we het gevoel hebben dat iemand ons dwarszit. Blozen en rood aanlopen van woede liggen dicht bij elkaar: in beide gevallen is er sprake van een gevoel van kleinering of belediging en bij beide emoties krijgen we 'een waas voor de ogen'. Wie herkent niet generaliserende uitspraken tijdens een ruzie als 'Jij valt me altijd in de rede', 'Hoe vaak moet ik dat nou nog zeggen' of 'Nóóit hou je rekening met mij'. Om schaamte niet te hoeven voelen, maken mensen vaak ruzie.

Ook roddel en het ontstaan van groepjes op de werkvloer hebben doorgaans te maken met verhulde schaamtegevoelens. 'Bij ons op de afdeling hebben ze zo hun vriendinnetjes. Ze komen bij elkaar op de koffie, gaan met elkaar uit. Daar is niks tegen, maar toch hè. Je hoort er dan niet bij en je weet gewoon niet meer wat je moet zeggen. En dan maar hopen dat je niks fout zegt, want dan wordt dat weer doorgekletst, terwijl je daar helemaal geen bijbedoelingen bij had. Het gaat soms ook erg ver wat ze over anderen zeggen als die er niet bij zijn. Dat kan echt niet. Er worden dan hele fantasieën om iemand heen gebouwd. Ik hou daar helemaal niet van, maar ik durf er niks van te zeggen, want als je er niet bij hoort, kun je gepest worden,' vertelt verzorgende Janneke. Petra, werkzaam op een andere afdeling, herkent dat beeld: 'Dat gebeurt bij ons ook. Twee mensen die in de avonddienst gezellig met elkaar optrekken en ik sta ernaast, hobbel er maar een beetje bij. Ik voel me daar helemaal niet prettig bij. Ze zien me gewoon niet staan.'

6.4 Verstikkende gevoelens

Tanja zit momenteel in de ziektewet; ze is afgeknapt: 'Ik heb tijdens mijn niveau-2-opleiding stage gelopen in een verzorgingshuis. Dat vond ik moeilijk, maar ik had daar een fijne tijd. Nu werk ik in een verpleeghuis met dementerenden en dat is me heel zwaar gevallen. Vooral de collega's. Ik werd stiller en stiller, dus ik denk dat ze dachten dat er niets uit me kwam. Soms deed ik wel aan de gesprekken mee, want als ik helemaal niet zou meepraten, zou ik er totaal uit liggen. Maar ik moest zo erg op mijn woorden letten, dat ik steeds het verkeerde zei. Ik voelde me alleen maar stom en voortdurend afgewezen en toen heb ik pas echt iets stoms gedaan. Ik ben toen dingen gaan zeggen tegen iemand anders dan degene om wie het ging. En die heeft dat weer doorverteld, waardoor er een pijnlijke en onwerkbare situatie is ontstaan. Ik ben echt als een gieter afgegaan.'

Werkverhoudingen raken niet alleen verstoord door dit type conflicten, maar ook doordat medewerkers het moeilijk vinden om duidelijk te zijn en bang zijn als haaibaai of als dominant over te komen. Vaak wekt verzoenend, maar indirect gedrag echter verstikkende gevoelens op die men niet direct durft te uiten. Een voorbeeld daarvan is dat iemand op een vraag van een collega zegt: 'Ja, ik zal er wat aan doen,' maar eigenlijk helemaal geen zin heeft om te doen wat er gevraagd wordt.

Het liefst verbergen we onze zwakheden of vermijden we situaties waarin onze kwetsbaarheid aan de oppervlakte komt. Schaamte is de pijnlijke emotie die ontstaat als we onze kwetsbaarheid niet kunnen maskeren en het maakt meer kapot dan ons lief is. Gelukkig hoeven we ook niet onze hele ziel en zaligheid op tafel te leggen, daar hebben we het prachtige woord *schroom* voor. Als we met schroom iets zeggen of doen, dan handelen we met eerbied en met een zekere terughoudendheid zonder onszelf of een ander weg te cijferen.

6.5 Met schaamte omgaan

In de zorg worden we omringd door hoogstaande en waardevolle idealen en worden medewerkers via allerlei programma's (kwaliteit, bejegening, professionalisering, belevingsgericht handelen) aangespoord om hieraan te voldoen. De lat komt dan voor sommige medewerkers wel erg hoog te liggen als er geen ondersteunende omgeving is die daarvoor begrip kan opbrengen. Deze medewerkers krijgen dan het gevoel niet opgewassen te zijn tegen de zwaarte van het werk. Dit schaamtemechanisme werkt als volgt: als iemand niet ziet hoe moeilijk het voor mij is, ziet hij mij over het hoofd en vindt mij blijkbaar niet de moeite waard om gezien te worden. Het is daarom van belang dat veranderingen in de werkomstandigheden persoonlijk worden gecommuniceerd en dat zo vroegtijdig mogelijk samen met de medewerker besproken wordt wat wel of niet haalbaar is. Verder is het in de onderlinge omgang tussen medewerkers en in gesprekken tussen leidinggevenden en medewerkers zaak dat men geen globale uitspraken doet of feedback geeft die de gehele persoon van de aangesprokene in het geding brengt en als totale diskwalificatie ervaren kan worden. Wees altijd specifiek en verwijs duidelijk naar bepaalde handelingen. Verschijnselen als roddelen en plagen dienen een bron van zorg te zijn, want zij kunnen, hoe onschuldig soms ook bedoeld, het doelwit behoorlijk krenken. En als laatste is het belangrijk dat we niet alleen gevoelig zijn voor overduidelijke tekenen van schaamte, maar ook voor de signalen die schaamte in woord en gebaar afdekken, zoals woede, zwijgen, stotteren, weglopen en zich ziek melden.

Omgaan met emoties

Zorg voor eigen welzijn

In de vorige hoofdstukken hebben we gezien dat zorgverleners vaak in emotioneel geladen situaties verkeren. Al deze emoties hebben te maken met zaken waaraan we gehecht zijn en waaraan we waarde toekennen. Emoties ontstaan als onze gevoelens van welzijn en welbevinden worden beroerd en dat geldt zowel voor plezierige als voor onplezierige emoties. Zo voelen we vreugde als we merken dat het ergens prettig is en die situatie ons welzijn bevordert. Angst ontstaat als blijkt dat die prettige omstandigheden ontbreken; dan wordt er afbreuk gedaan aan ons welbevinden. We worden verdrietig als we een voor ons belangrijk persoon verliezen, woedend als iemand ons dwarszit. En we walgen als we bang zijn voor besmetting of voor een andere bedreiging van ons lichamelijk of geestelijk welbevinden. Emoties doen zich voor in allerlei soorten en maten. Ze komen vaak voor, ze houden lang aan en ze kunnen behoorlijk intens zijn. Zorgverlenen is emotiewerk.

7.1 Emotioneel uitgeput

Emotionele uitputting komt veel voor in de zorg. Dat komt niet alleen doordat we veel en vaak geconfronteerd worden met emoties van patiënten, maar ook doordat hun emoties een beroep doen op die van onszelf. Het zorgberoep eist van ons een bepaald inlevingsvermogen, waardoor een patiënt het gevoel krijgt dat we hem begrijpen en dat we proberen onze zorg te laten aansluiten op zijn beleving. Dit is veel gevraagd, want het komt regelmatig voor dat we ons helemaal niet verdrietig voelen wanneer een patiënte treurt om haar echtgenoot die twaalf jaar geleden is overleden. En we vinden het echt niet prettig als we van meneer Scheffer een onrechtvaardige scheldpartij over ons heen krijgen wanneer we hem helpen met wassen. We kunnen zijn uitbarsting misschien nog wel verklaren uit zijn verleden en snappen dat hij zo doet, maar plezier beleven we daar niet aan. De ene keer zijn we dus geraakt, maar de andere keer niet.

We raken emotioneel uitgeput door twee zaken. In de eerste plaats worden we regelmatig gedwongen om gevoelens te tonen die we niet voelen. In 1983 schreef de Amerikaanse *Arlie Hochschild* een studie over stewardessen, die geleerd wordt altijd vriendelijkheid uit te stralen naar de passagiers. Vaak blijkt de tandpastaglimlach die ze moeten vertonen tot emotionele uitputting te leiden. Het is een aanslag op hun gevoelsleven. Het is te veel en te zwaar om telkens een vriendelijk gezicht op te zetten bij lastige of agressieve klanten. 'Doen alsof' houdt een mens niet lang vol. Naderhand zijn op dit punt ook verplegende, verzorgende en medische beroepen onderzocht. Hieruit bleek eenzelfde soort reacties: als we onze innerlijke gevoelens onvoldoende tot uitdrukking kunnen brengen, bestaat het risico dat we emotioneel uitgeput raken. En emotionele uitputting loopt op den duur uit op stress, op burn-out en op gevoelens van onwerkelijkheid. Door dit alles verliest de werkomgeving voor de zorgverlener zijn emotionele kleur en betekenis.

Een tweede oorzaak van emotionele uitputting is dat ons gevoelsleven vaak en op een intense manier geraakt wordt door het verdriet en het lijden van bewoners. We leven en lijden met hen mee. En ook dat werkt sterk op ons gemoed en is bij tijd en wijle erg zwaar om te dragen. Helpende Amanda vertelt: 'Als een bewoner zich ziek voelt, dan voel ik dat ook. Het doet mij pijn. Ik wil blijven helpen. Ik wil dat de zieke bewoner het voelt dat ik help. Ik voel me pas prettig als de bewoner zich ook prettig voelt.'

7.2 Inleven is niet voldoende

Wie zorgt, verleent altijd zorg aan een ander. We noemen zorgarbeid daarom ook wel een relationele praktijk, omdat het altijd gaat om een relatie tussen ons als zorgverlener en anderen die zorg behoeven. Vakbekwaamheid komt niet alleen tot uitdrukking in de technische vaardigheden en in de kennis die we nodig hebben om verzorgende en verpleegkundige handelingen te verrichten. Het gaat daarbij ook om ons vermogen goede relaties aan te gaan met een bewoner en betrokkenheid te tonen. Dat is niet eenvoudig en het lukt ons dan ook niet altijd even goed. Emoties van anderen kunnen bij ons verschillende innerlijke reacties oproepen. Ik noem er drie: onverschilligheid, inleving en betrokkenheid. Maar er zijn er meer, zoals medelijden, barmhartigheid en meelevendheid.

Als we geen emotionele betrokkenheid kunnen opbrengen, noemen we dat *onverschilligheid*. Zorgverleners die voortdurend onverschillig zijn, hebben óf te lang op hun tenen gelopen óf ze werken in de zorg, terwijl hun hart zegt dat ze eigenlijk iets anders in hun leven willen. Wie te lang op zijn tenen loopt, krijgt burn-out-verschijnselen, bijvoorbeeld depersonalisatie; dat wil zeggen dat iemand door een zware emotionele belasting geen toegang meer heeft tot zijn gevoelsleven. De symptomen van depersonalisatie zijn: een verstoorde verhouding met de realiteit en het gevoel waarnemer te zijn van het eigen leven, het is dan net alsof je in een film naar je eigen leven kijkt.

Het is taboe om dit soort dingen te zeggen, schrijft *Anne-Mei The* in haar boek *In de wachtkamer van de dood*, maar onverschilligheid komt regelmatig voor in de zorg. The citeert een verpleeghuismedewerker: 'Honderdduizend keer per dag krijg je te horen: "Ik moet naar de wc, ik moet naar de wc." Steeds maar weer eten geven. Dan heeft er weer iemand geplast. Dan heeft er weer iemand gepoept. Je moet het schoonmaken. Je moet opruimen. En ondertussen moet je hartelijkheid en warmte blijven uitstralen. Dat is erg moeilijk. Op een gegeven moment denk je: ik plak je achter het behang.' Hierop stelt The vast dat wie in de zorg blijft werken, het risico loopt onverschillig te worden en te gaan denken: het geeft niet dat die mevrouw heeft geplast, want ze draagt toch een inco.

Inleven is het vermogen om ons in een ander te verplaatsen, om in andermans schoenen te staan. *Inlevingsvermogen* komt erop neer dat we kunnen bedenken wat een ander ervaart of beleeft. Met deze vaardigheid schatten we in hoe we op een ander overkomen. Ons inlevingsvermogen stelt ons in staat te bepalen wat iemand prettig of onprettig vindt. Helaas gebruiken we deze vaardigheid niet alleen om het anderen naar de zin te maken, maar ook om hen te kwetsen. Ons inlevingsvermogen stelt ons in staat een ander op zijn gevoeligste plek te raken. Zo beschrijft Anne-Mei The een situatie, waarin een verzorgende tijdens het wassen tegen een bewoonster zegt dat 'haar kut stinkt'. De bewoonster is hierna erg ontdaan. Wassen is een kwetsbaar moment van de dag en het geslacht is een, ook emotioneel, gevoelig orgaan van het lichaam. Een dergelijke opmerking is niet alleen schokkend, maar doet ook pijn. Kennelijk kunnen we ons inlevingsvermogen niet alleen gebruiken om zo respectvol mogelijk om te gaan met intieme handelingen, maar misbruiken we dit soms ook om een ander te vernederen.

Naast inlevingsvermogen is daarom nog iets anders nodig om iemand werkelijk nabij te komen en dat is betrokkenheid. *Betrokkenheid* is het inzicht dat we allen kwetsbare mensen zijn, geen van allen volmaakt, en dat iedereen een omgeving nodig heeft die veiligheid en bescherming biedt. Wie betrokken is heeft evenveel oog voor de kwetsbaarheid en de zwakheden van een ander als voor zijn eigen zwakheden. Dit inzicht geeft een gemeenschappelijke basis aan de zorgrelatie. De Amerikaanse filosofe *Martha Nussbaum* noemt dat mededogen, ofwel het oog dat ziet of het anderen goed of slecht gaat en wat dat voor hen betekent.

7.3 Plezier en vertrouwen

Zorgverlenen is emotiewerk, net zoals dat bij politieagenten, brandweerlieden, maatschappelijk werkers en stewardessen het geval is. Maar er zijn ook verschillen tussen deze beroepsgroepen. Zo is het contact tussen een stewardess en haar passagiers kortdurend en vrij vluchtig. De contacten tussen brandweerlieden of ambulancepersoneel en slachtoffers zijn vaak heftig, maar kortdurend. Maatschappelijk werkers voeren vooral gesprekken met hun cliënten en de ene keer is dat regelmatig en intens, de andere keer kort en informatief.

De werkrelatie die zorgverleners met de aan hen toevertrouwde mensen onderhouden heeft echter een zeer intieme en duurzame kwaliteit. Wie mensen helpt bij het wassen, het aan- en uitkleden, het eten, het drinken en het lopen verkeert voortdurend in de intieme en lichamelijke sfeer van anderen: lichaamsgeuren zoals kots, pies, adem en zweet; aanrakingen zoals strelingen en stompen; de aanblik van wonden en aandoeningen zoals decubitus en huidkorsten; geluiden zoals kreunen, krijsen en kuchen. Deze indringende zintuiglijke waarnemingen vermengen zich met de gevoelens die we voor de patiënt of de bewoner hebben.

Om hiermee om te kunnen gaan is het vertrouwen nodig van collega's en leidinggevenden. In een veilig werkklimaat zijn mensen open, eerlijk, betrouwbaar en duidelijk en gaan ze uit van goede bedoelingen. In een sfeer van vertrouwen zullen medewerkers niet bang zijn voor negatieve reacties als ze zich zwak of onzeker voelen en zullen ze een beroep doen op de steun van collega's, als ze het even niet weten. Emoties spelen hierbij een zeer belangrijke rol. Mensen vertrouwen immers op anderen door wat ze voor hen voelen. Het wekt vertrouwen als onze collega's prettig, open, eerlijk en ontvankelijk zijn.

7.4 Emoties tonen

Er zijn grofweg drie manieren om emoties te tonen. Allereerst kunnen we gevoelens laten zien die we van binnen niet of nauwelijks voelen. Ons inlevingsvermogen stelt ons daartoe in staat; emotiedeskundigen noemen dat *acteren*. We zetten dan als het ware een masker op om de gewenste werkemoties te tonen. Daarbij kunnen we onszelf zelfs oppeppen om de emoties te ervaren die we geacht worden te tonen. We spelen dan alsof we blij, aardig of verdrietig zijn als eersteklas acteurs in een speelfilm. Verzorgende Janneke: 'Er was een mevrouw op de afdeling overleden die ik echt niet mocht en ik voelde eigenlijk een beetje opluchting dat ze was heengegaan.

Ik begreep ook wel dat ik de familieleden dat niet kon laten zien. Toen dacht ik aan mijn overleden moeder en kon me verdrietig voordoen, maar diep van binnen voelde dat gemaakt, als een onechte houding.'

In de tweede plaats kunnen we emoties uiten zonder acht te slaan op wat dat voor anderen kan betekenen. In dat geval geven we direct gehoor aan onze *emotionele impulsen*. In het boek van Anne-Mei The vertelt Christa, een verzorgende, dat mevrouw Grasberg iedereen steeds in het gezicht spuugt. Dit wordt haar collega Leontien op een dag te veel en zij spuugt mevrouw Grasberg tot twee maal toe terug in het gezicht.

Zowel acteren als impulsief handelen is op den duur slopend. Als we te vaak moeten acteren, komen we in onze eigen film terecht en ontstaan gevoelens van onwerkelijkheid. Als we vaak impulsief handelen, verstoort dat de werkverhoudingen met collega's en onze relaties met bewoners en hun familieleden.

De derde manier om emoties te uiten is door deze in harmonie te laten zijn met die van de ander. *Ilse Warners* noemt dat in haar vertelling over een bewoner *dansen*: 'Als hij uit zijn stoel opstaat, is dat zijn beweging; ik ben een uitwendig steunpunt dat hij kan aangrijpen om de balans in zijn eigen lichaam te vinden. Daarom moet ik niet trekken of mijn tempo opleggen aan de ander, want dan vindt hij zijn eigen balans nooit. Dat betekent natuurlijk niet dat ik apathisch de initiatieven van de ander moet afwachten. Vaak zal de uitnodiging van mijn kant moeten komen en tijdens de gezamenlijke beweging zal ik misschien vele malen in herinnering moeten brengen waar we mee bezig zijn. Vergelijk ons maar met een danspaar waarvan de ene partner een beetje verstrooid is.'

Dansen of harmonieus volgen is alleen mogelijk als er geen emotionele blokkades zijn die onze betrokkenheid de weg versperren. Sommige schrijvers noemen dit verschijnsel ook wel een *subtiel samenspel*. Verzorgende Anja, werkzaam op een ziekenboeg voor dak- en thuislozen, noemt in dit verband de braakneigingen die kunnen opkomen als een patiënt misselijk is en boven een emmer hangt: 'Je kunt vechten tegen je eigen braakneigingen, maar je kunt ook zeggen: "Toe maar, spuug maar" en daarbij je hand op zijn rug leggen en een beetje meebraken. Dat deed ik vroeger ook als een van mijn kinderen boven de wc-pot hing, gewoon een beetje meebewegen.'

Over het algemeen wisselen deze drie vormen van emoties uiten elkaar af. De ene keer voelen we ons als een partner van een danspaar, de andere keer laten we onszelf gaan en dan weer acteren we.

7.5 Emoties waarnemen

Hoe kunnen we onszelf beschermen tegen emotionele uitputting? Dat moeten we zelf doen, maar gelukkig niet in ons eentje. We hebben daarvoor onze collega's en onze leidinggevenden nodig en soms wat extra training. Voorwaarde daarvoor is wel vertrouwen op de werkvloer en de mogelijkheid om samen te onderzoeken welke uitwerking emoties op ons hebben. Dat valt niet te leren in een bureaustoel: emoties die we in een werkrelatie ervaren, kunnen we alleen binnen die relatie onderzoeken. Vaak zijn werkoverleg, intervisie of persoonlijke gesprekken met een begeleider daarvoor een goede plaats. Leidraad bij zelfonderzoek is steeds: Weet ik wat ik voel? Weet ik hoe het voelt? Weet ik wat ik met mijn gevoelens aankan?

7.5.1 Emoties concreet maken

Soms weten we precies hoe we ons voelen. We zijn verdrietig vanwege een verlies, we zijn boos omdat iemand ons de weg belet of we voelen blijdschap door een dikke pakkerd. Maar soms ook is ons gevoel een warboel. Dan kunnen we eigenlijk alleen nog maar zeggen dat we ons prettig of naar voelen. Vooral als we onze emoties alleen ervaren op de lijn die van plezierig naar onplezierig loopt, is het van belang de diverse soorten te kunnen onderscheiden.

Emotiekennis maakt abstracte gevoelens concreet: we zijn boos op iemand, verdrietig over iets, jaloers op iemand, blij om iets. De eerste stap is daarom om precies na te gaan wat we voelen en hoe we dat voelen. Vaak zijn daar lichamelijke aanwijzingen voor. In het dagelijks spraakgebruik hebben we het dan over zaken als 'knikkende knieën', 'een brok in de keel' of 'vlinders in de buik'. Oefening baart kunst en daar kunnen we gebruik van maken door situaties of gebeurtenissen met elkaar na te spelen of door met elkaar te bespreken waardoor een gebeurtenis een emotionele lading voor ons kreeg. Het is van belang dat de gesprekspartners daarbij belang stellen in elkaar en niet gaan discussiëren over goed en verkeerd. Een goede oefening kan zijn om met ons lichaam en ons gezicht de gevoelens uit te drukken die we bij die bepaalde gebeurtenis hebben ervaren en deze iets sterker of groter te maken. Collega's of de leidinggevende kunnen dan vertellen wat ze hierbij ervaren en welke indruk dat op hen maakt. Een andere oefening is om beelden of symbolen te zoeken die gevoelens kunnen oproepen. Om een voorbeeld te geven uit een intervisiegroep: 'Er komt nu een beeld op van een kat. Ik vraag me af: ligt de kat nu in de vensterbank en spint hij van tevredenheid of blaast hij met een hoge rug tegen een blaffende hond?' Een ander voorbeeld: 'Ik heb het gevoel alsof ik in een lift sta. Er komen steeds mensen in en uit. We staan allemaal dicht op elkaar gepakt en ik voel iedereen naar me kijken. Ik heb zelfs de indruk dat ze me kunnen ruiken, mijn adem, mijn zweet.'

7.5.2 Sterke en zwakke emoties

De tweede stap is om te ervaren hoe sterk of intens de emoties zijn die we beleven en wat ons dat doet. Het weer kan hierbij als voorbeeld dienen, want er kan een storm door ons hart razen, maar er kan ook een licht briesje waaien. Verdriet kan als een stortbui over ons heen komen, maar het kan ook miezeren. Er kan een flets zonnetje schijnen, maar de zon kan ook volop stralen.

> Hans is verzorgende: 'Meneer Graveland is een lange periode niet uit bed geweest, maar nu knapt hij weer een beetje op. Ik heb voor hem een andere en beter aangepaste rolstoel kunnen regelen. Met de familie heb ik afgesproken dat hij een keer naar buiten kan als het weer goed is. Gisteren belde de familie op dat ze vandaag rond elven zouden komen en dat heb ik in het rapport gezet. Om elf uur kwam de familie, maar bleek meneer Graveland nog in bed te liggen. "Ja sorry, niet in het rapport gekeken," zeiden mijn collega's. Toen ontplofte ik. Meestal word ik er alleen maar een beetje narrig van als collega's hun afspraken niet nakomen.'

Als we een emotie sterk ervaren, zijn er meestal meer persoonlijke belangen en gevoelens in het spel dan bij zwakke emoties. Het is dan belangrijk om te ontdekken om welke belangen en emoties het gaat.

7.5.3 Achtergrondemoties

Als je weet welke emoties je ervaart en met welke kracht deze zich voordoen, is de volgende stap of er sprake is van een achtergrondemotie of van een gevoel dat situatiegebonden is. Een *situatiegebonden emotie* heeft te maken met een gebeurtenis waarop we direct reageren en die rechtstreeks met die gebeurtenis in verband staat.

> Liesbeth is receptioniste in een verzorgingshuis: 'Het was nogal druk op de afdelingen boven vanwege de vakantieperiode en plotseling stonden er bij de balie drie dementerende bewoners. Een bewoonster stond een

voor mij onbegrijpelijk verhaal te vertellen over duivels en demonen, en de andere twee waren vastbesloten om naar buiten te gaan. Toen ik de verschillende afdelingen probeerde te bereiken, reageerde er niemand op de pieper en ging ook nog eens de telefoon over. Ik raakte daardoor een beetje in paniek.'

De paniekgevoelens die Liesbeth kreeg, noemen we een situatiegebonden emotie. *Achtergrondemoties* verwijzen naar onze eigen geschiedenis, onze leefomstandigheden en onze persoonlijkheid. Als het lekker loopt met onze relatie en als het goed gaat met onze kinderen, gaat het werk ons meestal ook beter af dan wanneer er thuis van alles misloopt. Wie thuis grote zorgen heeft, neemt ze doorgaans mee naar het werk en die emoties kleuren de contacten met cliënten en collega's. We zijn ons niet altijd bewust van onze achtergrondemoties, omdat ze er altijd zijn en we hieraan min of meer gewend zijn. Het is dus belangrijk om vast te stellen of onze emotionele reactie alleen met de directe situatie te maken heeft of dat er ook achtergrondemoties in het spel zijn.

> Helpende Erica: 'Ik heb twee jonge kinderen, die de laatste tijd niet kunnen slapen. Ze lopen de hele nacht te spoken en mijn man slaapt gewoon door. Als ik 's ochtends op mijn werk kom, voel ik me al oververmoeid en ben ik heel prikkelbaar. Als een mevrouw dan schreeuwerig en onrustig is, lukt het me niet om een kopje koffie met haar te drinken of een ommetje te maken. Ik zet haar dan in de huiskamer en zorg dat ik zo snel mogelijk wegkom.'

Door slaapgebrek voelt Erica zich al bij de start van haar ochtenddienst vermoeid, maar haar prikkelbare stemming blijkt vooral te maken te hebben met haar echtgenoot. Hij steunt haar niet en ze blijkt boos te zijn over de misstand dat ze 'overal' alleen voor staat.

7.6 Een goed emotioneel klimaat

Als we in het dagelijks spraakgebruik iemand een emotioneel type noemen, bedoelen we daar vaak een persoon mee die snel in tranen uitbarst of snel overstuur raakt. Moeten we dan iemand die deze reacties niet zo snel vertoont, een niet-emotioneel type noemen? Nee, want zonder emoties kunnen we ons werk niet doen. Het is dus belangrijk om voortdurend in contact te blijven met onze gevoelswereld om ons handelen richting te geven. Ethische zorgverlening is erbij gebaat dat we onze emoties kunnen herkennen en kunnen herleiden. Weten welke emoties we voelen en hoe we die voelen kan ervoor zorgen dat allerlei emotionele blokkades ons niet de weg versperren in het contact met cliënten of collega's.

Een goed emotioneel klimaat kan hieraan bijdragen. In een dergelijk klimaat behandelen mensen elkaar als gelijken die van elkaar willen leren hoe ze hun werk zo goed mogelijk kunnen aanpakken en hoe ze zo menselijk mogelijk met elkaar kunnen omgaan. Ze wensen elkaar het goede en zien de ander als een zelfstandig persoon met een eigen leven. In werkomstandigheden botst dat vaak: elkaar als gelijken beschouwen en elkaar zien als een zelfstandig persoon. We hebben gauw de neiging om het altijd maar goed met elkaar te willen houden en we delen onze indrukken niet als we bang zijn dat anderen ons niet begrijpen of aanvoelen. Soms slikken we onze ervaringen en meningen in om anderen niet te kwetsen of de sfeer niet te bederven. Maar als we niet voor onze mening uitkomen, gaan onze gevoelens ondergronds en overschrijden we onze eigen grenzen. Als we onze grenzen niet goed bewaken, kunnen er twee dingen gebeuren. Het ene is dat we onze identiteit opgeven en gaan zoeken naar gelijkgestemden. Dat verschijnsel doet zich vaak voor in de zorg: er ontstaan dan kliekjes die in de pauze samen koffie drinken en tijdens de zorg met elkaar op werken. De vorming van groepjes hoeft geen probleem te zijn als de onderlinge sfeer open en oprecht blijft, maar wanneer in een groep de gelederen zich sluiten en de aandacht zich meer naar binnen gaat richten, zal dit een nadelige uitwerking op het werkklimaat hebben. Het andere wat kan gebeuren, is dat we ontwijkend gedrag gaan vertonen en op ons eigen houtje gaan werken. Dat is het geval bij Mieke, die steeds commentaar van haar collega's krijgt als ze om half vier besluit nog wat met de bewoners te gaan doen, bijvoorbeeld foto's bekijken of een praatje maken: 'Ze stormen dan de slaapkamer binnen en zeggen dat je moet stoppen, omdat zij naar huis willen.'

7.7 De rol van leidinggevenden

In een organisatie of op een afdeling is een goed emotioneel klimaat een basisvoorwaarde. Leidinggevenden hebben op dit punt een dubbele opdracht: ze zijn ervoor verantwoordelijk dat de afdeling effectief functioneert én dat er prettige en open werkrelaties bestaan. Maar net zoals zorgverleners op de werkvloer wel eens het gevoel hebben dat ze in een spagaat zitten tussen de cliënten en de afdeling, zo zitten leidinggevenden regelmatig in een spagaat tussen de afdelingsmedewerkers en de organisatie. Ze moeten hun aandacht zowel naar 'beneden' als naar 'boven' richten en dat is niet altijd een gemakkelijke opgave. 'Ik dacht wel eens: "Anna, je moet bij een internetbedrijf leiding gaan geven, niet hier,"' bekent Colette, een verzorgende. 'Ze kon niet goed met ons omgaan. Ze toonde geen emotie.' Maatschappelijk werkster Dina Vogel zegt tegen Anne-Mei The: 'Als verzorgenden zich niet gehoord voelen, kunnen ze minder geduld opbrengen voor de bewoners.'

Om een goed emotioneel klimaat te bevorderen moeten leidinggevenden er door middel van individuele begeleidingsgesprekken en in het werkoverleg vooral voor zorgen dat er een veilige basis ontstaat. Daarnaast is het belangrijk dat een leidinggevende:
- altijd met een open agenda werkt;
- nadruk legt op onderling respect;
- ervoor zorgt dat medewerkers gevoelens van schaamte, schuld, walging en spanning durven uiten;
- uitgaat van de waardigheid van medewerkers;
- de kwetsbaarheid en onvolkomenheid van medewerkers en cliënten erkent;
- omstandigheden van verbondenheid stimuleert.

Hiervoor is het nodig dat ook de leidinggevende emoties bij zichzelf kan herkennen en weet hoe hij daarmee in werkverhoudingen om moet gaan. Bovendien moet een leidinggevende gevoelig zijn voor situaties waarin emoties ondergronds gaan (zie kader). Daar is kennis van interactieprocessen voor nodig, alsmede ervaring en het vermogen om de verschillende emoties die zich daarbij voordoen, op te sporen.

☐

Emoties waarnemen
- Kunnen we emoties van elkaar onderscheiden?
- Hoe sterk of intens zijn de emoties?
- Is er sprake van een enkelvoudige of meervoudige emotie?
- Gaat het om een directe en situatiegebonden emotie of zijn er ook achtergrondemoties in het spel?

Signalen voor situaties waarin emoties ondergronds gaan
- Weinig oogcontact, naar beneden gerichte ogen of ander 'verberg'-gedrag.
- Insinuaties.
- Onthecht taalgebruik, zoals: 'Het is dan of je er alleen voor staat'.
- Woorden of zinnen in de vorm van een code uitspreken, zoals: 'Daar word ik niet goed van', 'Dit is te gek voor woorden!' of 'Wat is dit belachelijk'. Codewoorden verwijzen naar een emotionele toestand zonder deze bij de naam te noemen.
- Onecht glimlachen of grimassen vertonen.
- Terugtrekken, mokken of zwijgen.
- Stilvallen in gesprekken.
- Merkbaar verschil tussen non-verbale en verbale uitdrukkingen.
- Veelvuldig gebruik van spreekvormen zoals overhaast praten, superzacht praten, onregelmatig ritme, herhalingen, zichzelf corrigeren, stotteren.
- Van onderwerp wisselen.
- Abstract of afstandelijk zijn ('Het is de schuld van de bezuinigingen' of 'Zo zijn mensen nu eenmaal').
- Zich boven anderen plaatsen en zich beter achten dan een ander.
- Vorming van subgroepjes (kliekjes of bondjes) op basis van antipathieën.
- Conflictgedrag en verzoeningsgedrag zijn niet in evenwicht. De schaal kan naar beide kanten uitwijken, dat wil zeggen dat niet alleen een teveel aan conflicten verlammend kan werken, maar ook als medewerkers conflicten vermijden en het alleen maar gezellig willen hebben.
- Veel impulsieve emoties.

Barrett, L.F., Gross, J., Christensen, T.C., & Benvenuto, M. (2001). Knowing what you're feeling and knowing what to do about it: Mapping the relation between emotion differentiation and emotion regulation. In: *Cognition and Emotion*, 2001, 15 (6), 713-724.
Buis, S. (1997). *Geen tijd om aardig te zijn. Achter de schermen van een verpleeghuis*. Utrecht: Het Spectrum.
Buytendijk, F.J.J. (1963). *Over de pijn*. Utrecht: Het Spectrum.
Boeije, H.R. (1994). *Kwaliteit van zorg in verpleeghuizen. Een onderzoek naar problemen en strategieën van verzorgenden*. Utrecht: De Tijdstroom.
Bowlby, J. (1998). *Attachment and Loss*, Volume 1: Attachment. London: Random House.
Bowlby, J. (1998). *Attachment and Loss*, Volume 2: Separation, Anger and Anxiety. London: Random House.
Bowlby, J. (1998). *Attachment and Loss*, Volume 3: Loss, Sadness and Depression. London: Random House.
Carp, E.A.D.E. (1966). *Angst en Vrees*. Utrecht: Het Spectrum.
Crossley, N. (2001). *The Social Body. Habit, Identity and Desire*. London: Sage Publications.
Damasio, A.R. (2000). *De vergissing van Descartes. Gevoel, verstand en het menselijk brein*. Amsterdam: Wereldbibliotheek.
Dongen, E. van (1997). Ongelukjes en niet-ongelukjes: infantilisering en het oude lichaam. In: *Medische Antropologie: Tijdschrift over Gezondheid en Cultuur*, jaargang 9 (1), pp. 41-60.
Dützmann, K.-P. von (2000). *Ekel in der Krankenpflege*. Institut für Pflegerecht und Gesundheitswesen.
Eisenberg, N. (2000). Emotion, Regulation and Moral Development. In: *Annu. Rev. Psychol.* 2000, 51, pp. 665-697.
Ekman, P. (2003). *Gegrepen door emoties*. Amsterdam: Uitgeverij Nieuwezijds.
Elias, N. (2001). On Human Beings and their Emotions: a Process-Sociological Essay. In: M. Featherstone, M. Hepworth & B.S. Turner (Eds.). *The Body. Social Process and Cultural Theory*. London: Sage Publications.
Fonagy, P., Gergely, G. Jurist, E.L., & Target, M. (2002). *Affect Regulation, Mentalization and the Development of the Self*. New York: Other Press.
Frank, A.W. (1997). *The wounded storyteller. Body, Illness and Ethics*. Chicago: The University of Chicago Press.
Frank, A.W. (2001). For a sociology of the Body: an Analytical Review.

In: M. Featherstone, M. Hepworth & B.S. Turner (Eds.). *The Body. Social Process and Cultural Theory*. London: Sage Publications.
Frijda, N.H. (1993). *De Emoties. Een overzicht van onderzoek en theorie*. Amsterdam: Bert Bakker.
Goudsblom, J. (1997). Schaamte als sociale pijn. In: J. Goudsblom, *Het regime van de tijd*. Amsterdam: Meulenhoff.
Haaft, G. ten (1997). *Als Heer en Meester. De Haagse verplegersmoorden en de dilemma's van de ouderenzorg*. Amsterdam: Meulenhoff/Kritak.
Haidt, J., Rozin, P., McCauley, C., & Imada, S. (1997). Body, Psyche and Culture: The Relation between Disgust and Morality. In: *Psychology and Developing Societies*, vol. 9, pp. 107–131.
Hochschild, A. (1983). *The Managed Heart. Commercialization of Human Feeling*. Berkeley: University of California Press.
Karen, R. (1992). Shame. In: *The Atlantic Monthly*, februarinummer, pp. 40-70.
Karen, R. (1994). *Becoming Attached. First Relationships and How They Shape Our Capacity to Love*. New York: Oxford University Press.
Kooij, C. van der (2002). *Gewoon lief zijn? Het maieutische zorgconcept en het verzorgen van mensen met dementie*. Utrecht: Lemma.
Krey, Hiltrud (2004). *Gefühlsregulierung in der Pflegeausbilding – Eine Untersuchung zum Ekelempfinden von Auszubildenden in der Pflege*. Forum Qualitative Sozialforschung.
Kundera, M. (1995). *De traagheid*. Baarn: Ambo.
Lampe, P. (2002). *Het Moeder Teresasyndroom. Het persoonlijk motief in de hulpverlening*. Soest: Nelissen.
Mather, M., Canli, T., English, T., Whitfield, S., Wais, P., et al. (2004). Amygdala Responses to Emotionally Valenced Stimuli in Older and Younger Adults. *Psychological science*.
Menzies Lyth, I. (1992). *Containing anxiety in institutions*. London: Free Association Books.
Merten, J. (2003). *Einführung in die Emotionspsychologie*. Stuttgart: Kohlhammer.
Nussbaum, M. (2004). *Oplevingen van het denken. Over menselijke emoties*. Amsterdam: Ambo.
Nussbaum, M.C. (2004). *Hiding from Humanity. Disgust, Shame and the Law*. Princeton: Princeton University Press.
Molen, E. van der (1999). Het machtige zintuig van de reuk. In: *Kinderopvang*, 1, pp. 32–35.
Olsson, E., & Ingvad, B. (2001). The emotional climate of care-giving in home-care services. In: *Health and Social Care in the Community*, 9 (6), pp. 454–463.

Piët, S. (2005). *Emotiemanagement. Een survivalkit in de belevenismaatschappij.* Amsterdam: Prentice Hall.

Poulson, Chr. (2000). *Shame: The Master Emotion?* Launceton: University of Tasmania.

Poulson, Chr. (2000). Shame and Work. In: N. Ashkanazy, C. Hartel & W. Zerbe (Eds.). *Emotions in the Workplace: research, theory and practice.* Westport, CT: Quorum Books.

Retzinger, S.M. (1991). *Violent Emotions.* Londen: Sage.

Rozin, P., Haidt, J., & McCauley, C. (2000). Disgust. In: M. Lewis & J.M. Haviland-Jones (Eds). *Handbook of emotions,* pp. 637-653. New York: Guilford Press.

Rozin, P., Haidt, J., & McCauley, C. (1999). Disgust: The Body and Soul Emotion. In: T. Dalgleish & M. Power (Eds). *Handbook of Cognition and Emotion.* Chichester: John Wiley and Sons, pp. 637-653.

Sartre, J.P. (1976). *Walging.* Amsterdam: Arbeiderspers.

Scheff, T.J. (1997). *Emotions, the social bond, and human reality.* Cambridge: Cambridge University Press.

Sheff, T.J., & Retzinger, S., (2000). Shame As The Master Emotion of Everyday Life. In: *Journal of Mundane Behavior.*

Shilling, C. (2003). *The Body and Social Theory.* London: Sage Publications.

Swaan, A. de (1986). *De mens is de mens een zorg.* Amsterdam: Meulenhoff.

The, A-M. (2005). *In de wachtkamer van de dood. Leven en sterven met dementie in een verkleurende samenleving.* Amsterdam: Thoeris.

Tongeren, P. van (2003). *Deugdelijk leven. Een inleiding in de deugdethiek.* Nijmegen: SUN.

Vroon, P. (1995). *Tranen van de krokodil. Over de snelle evolutie van onze hersenen.* Baarn: AMBO.

Waal, F. de (1988). *Verzoening. Vrede stichten onder apen en mensen.* Utrecht: Het Spectrum.

Waal, F. de (1996). *Good natured. The origins of right and wrong in humans and other animals.* Cambridge: Harvard University Press.

Warners, I. (1998). *Terug naar de oorsprong.* Houten: Bohn Stafleu Van Loghum.

Wolf, M.H.M. de (1998). *Inleiding in de psychoanalytische psychotherapie. Ontwikkeling, psychopathologie, diagnostiek en behandelvormen.* Bussum: Coutinho.

Zammuner, V.L., Lotto, L., & Galli, C. (2002). Regulation of emotions in the helping professions: nature, antecedents and consequences. In: L. Morrow, et al. *Mental Health and Work: Issues and Perspectives.* Adelaide: The Australian Network for Promotion and Early Intervention for Mental Health.

Literatuur

De citaten in dit boekje zijn afkomstig uit verschillende bronnen. De hoofdbron is een onderzoek dat ik heb gedaan op vier verpleeghuisafdelingen. Daarnaast heb ik dankbaar gebruik kunnen maken van de boeken *Geen tijd om aardig te zijn*. *Achter de schermen van een verpleeghuis*, geschreven door Suzanne Buis, *Terug naar de oorsprong*, geschreven door Ilse Warners en *In de wachtkamer van de dood. Leven en sterven met dementie in een verkleurende samenleving*, geschreven door Anne-Mei The. Deze titels zijn opgenomen in het overzicht van de boeken en artikelen, die ik bij het schrijven van dit boekje heb gebruikt.

Ik ben de redacteuren René Denis, Frans Hoogeveen en Sacha Buddingh dankbaar voor hun inhoudelijke en redactionele begeleiding. Mia de Bruyn wil ik hartelijk bedanken voor haar persoonlijke begeleiding in mijn ontdekkingstocht naar het ervaren en concreet maken van mijn eigen emoties. Het NIZW als werkgever ben ik dankbaar voor de geboden mogelijkheid om een deel van deze publicatie in werktijd te schrijven.

Theo Royers (1954) heeft een sociaal-pedagogische opleiding, studeerde later af als socioloog en volgde daarna cursussen, trainingen en opleidingen op het gebied van persoonlijke effectiviteit en 'emotioneel management'. Hij werkte achttien jaar als hulpverlener en beleidsmedewerker in de ouderenzorg. Op dit moment is hij als senior-medewerker betrokken bij de afdeling *Cliënt en Informele Zorg* en bij het *Kenniscentrum Ouderen* (KCO) van het Nederlands Instituut voor Zorg en Welzijn (NIZW). Hij ontwikkelde enkele praktijkgerichte onderzoeksmethoden, zoals de panelmethode en de visuele prikkelmethode, en publiceerde over diverse onderwerpen, zoals de ouderenbeweging, empowerment, kwetsbare ouderen, cliëntenparticipatie en zorgemoties.

GPSR Compliance

The European Union's (EU) General Product Safety Regulation (GPSR) is a set of rules that requires consumer products to be safe and our obligations to ensure this.

If you have any concerns about our products, you can contact us on

ProductSafety@springernature.com

In case Publisher is established outside the EU, the EU authorized representative is:

Springer Nature Customer Service Center GmbH
Europaplatz 3
69115 Heidelberg, Germany

www.ingramcontent.com/pod-product-compliance
Lightning Source LLC
Chambersburg PA
CBHW071405100426
42871CB00018B/209